老中医不说你不懂的养生经

中国中医科学院教授 杨力◎主编

U0389398

吉林科学技术出版社

图书在版编目（CIP）数据

老中医不说你不懂的养生经 / 杨力主编 .－－ 长春：
吉林科学技术出版社，2023.8
ISBN 978-7-5744-0712-1

Ⅰ.①老⋯　Ⅱ.①杨⋯　Ⅲ.①养生（中医）－基本知识
Ⅳ.① R212

中国国家版本馆 CIP 数据核字（2023）第 133840 号

老中医不说你不懂的养生经

LAO ZHONGYI BU SHUO NI BU DONG DE YANGSHENG JING

主　　编　杨　力
全案策划　悦然生活
出 版 人　宛　霞
策划编辑　朱　萌
责任编辑　刘建民
助理编辑　刘凌含
封面设计　杨　丹
制　　版　悦然生活
幅面尺寸　167mm×235mm
开　　本　16
印　　张　12.5
字　　数　210千字
印　　数　1-6 000册
版　　次　2023年8月第1版
印　　次　2023年8月第1次印刷
出　　版　吉林科学技术出版社
发　　行　吉林科学技术出版社
地　　址　长春市福祉大路5788号
邮　　编　130118
发行部电话/传真　0431-81629529　81629530　81629531
　　　　　　　　　　　　　81629532、81629533　81629534
储运部电话　0431-86059116
编辑部电话　0431-81629518
印　　刷　吉林省吉广国际广告股份有限公司
书　　号　ISBN 978-7-5744-0712-1
定　　价　39.80元
如有印装质量问题　可寄出版社调换

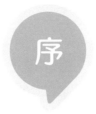

科学养生的奥秘

  谁都想健康长寿，这是一个美好的愿望。然而，有很多人却并不知道，什么是有用的办法，什么是白做功，甚至适得其反，反而破坏了自己的健康。

  本书不但揭示饮食、心态的养生奥秘，给人们科学的启示，更启示人们怎样去除百病之源：浊、瘀、火、毒四大毒害对人的伤害，尤其还提出调阴阳的科学奥秘，让你的五脏气血都能健康平衡，教人们怎样铸牢自己健康长寿的基石。

  总之，这是一本帮助人们健康长寿、科学养生的好书，特推荐给广大人民共享。

  最后，祝 14 亿中国人健康长寿！

2023 年 6 月 21 日于北京

目录

第一章　养生，你养对了吗

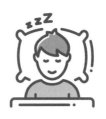

第二章

很多人的累是心累，
很多人的病是情绪病

第三章

根除现代人高发慢性病的病源：浊、瘀、火、毒

学会调养，别让小病小痛盯上你

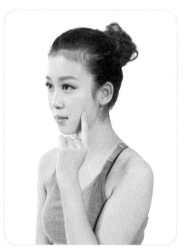
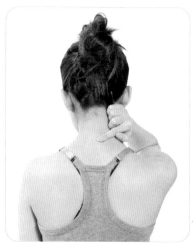

第五章

补气血、调阴阳，
解决 99% 的健康隐患

第六章　男人养生重养肾，女人养生当养肝

附录　四季养生茶配方

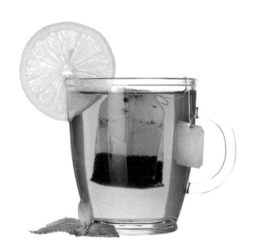

第一章

养生，
你养对了吗

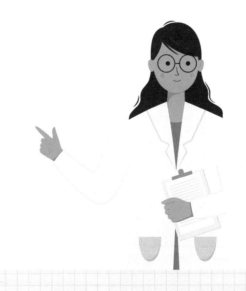

养生，就是热水泡枸杞子这样简单吗

枸杞子泡水来养生，有用吗

当下，一个装着枸杞子水的保温杯似乎成了许多养生人群的标配。尤其是许多职场白领，端着一杯枸杞子水坐在电脑屏幕前频频饮用，可是枸杞子泡水真的有养生作用吗？

喝的时间够长吗

养生是个大工程，并非一蹴而就。希望枸杞子泡水喝一两天便见效并不现实，需要长期坚持。可以让喝枸杞子水成为一种习惯，坚持数月或一年时间，就会达到养生目的。

泡水的枸杞子量合适吗

枸杞子虽好，但是不要贪杯。枸杞子容易使人上火，所以泡的量也有讲究。一般来说，每日 10~15 克为宜。量太多适得其反，量太少则没有办法达到功效。

你用对枸杞子了吗

枸杞子常见用法就是泡水。如何泡呢？建议用 60℃ 左右的温水来冲泡，避免高温下枸杞子的营养物质被破坏。如何泡水，能够让枸杞子发挥更大的养生功效呢？

养生热点　专家答疑

Q：用枸杞子养生，除了泡水外，还有什么好的方法？

A：枸杞子养生，除了泡水，还可以去做些美味佳肴，比如枸杞子粥、枸杞子蒸鸡蛋、枸杞子银耳羹等，不仅增强了食欲，而且养生功效佳。

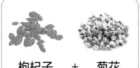
枸杞子 ＋ 菊花
养肝明目

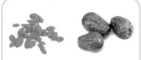
枸杞子 ＋ 红枣
补养气血

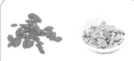
枸杞子 ＋ 党参
补充元气

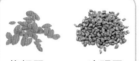
枸杞子 ＋ 决明子
降脂降压，养肝明目

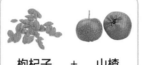
枸杞子 ＋ 山楂
帮助消化

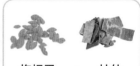
枸杞子 ＋ 杜仲
强健腰膝

你适合喝枸杞子水吗

如果你脾胃虚弱，枸杞子会让你消化不良、食欲缺乏。

如果你恰好受风寒而感冒发热，枸杞子性温可能加重发热。

如果腹泻缠绕着你，含有丰富纤维素的枸杞子可能使腹泻更加严重。

吃枸杞子容易上火，所以如果你体内火气旺盛也要慎用。

为什么现代人爱吃重口味的东西

从中医角度来说，爱吃甜食、辛辣、酸辣等重口味的食物都是因为肝郁。爱吃甜食往往是在肝郁的早期阶段，而爱吃辛辣重口味的人，往往肝郁程度稍深。

迷恋重口味，很可能是肝气瘀滞了

金代医学家张元素在《医学启源》中提出：肝苦急，急食甘以缓之，甘草。肝欲散，急食辛以散之，川芎。以辛补之，细辛。以酸泻之，白芍药。"苦"是劳苦；"急"是因为阳气瘀滞在内，不能顺利生出的状态。阳气顺利生出需要肝木的阴阳平衡，如果肝的阳气过盛则有热，肝的阴气过盛则有郁。一旦我们情绪失常，肝气则不能顺利疏泄而成郁急的症状。

为什么不少患抑郁症的人喜欢吃巧克力

吃甜味食物可以缓急，"辛甘发散为阳"，甘味属阳。而郁急又是由于阳气被阴寒瘀滞引起，因此甘味能够缓解因寒而造成的肝气瘀阻。

临床上有些患抑郁症的人喜欢吃巧克力，多发生于女性患者，吃了就可以得到暂时的快感和安慰。但是时间一长，不但抑郁没好，还增加了许多湿气，脾胃因此而受困。对于这样的病例，更重要的是要找到肝气瘀滞的原因，才能从根本上解决肝气瘀阻的问题。

肝气郁结的人常有哪些表现

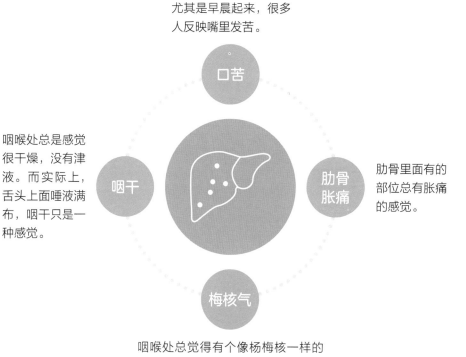

尤其是早晨起来，很多人反映嘴里发苦。

口苦

咽喉处总是感觉很干燥，没有津液。而实际上，舌头上面唾液满布，咽干只是一种感觉。

咽干

肋骨胀痛

肋骨里面有的部位总有胀痛的感觉。

梅核气

咽喉处总觉得有个像杨梅核一样的东西卡在那里，吐不出来，咽不下去，中医管这叫"梅核气"。

所有食物都有营养，
但不是所有食物都适合你吃

现在常常有这样一种饮食误区，许多人听信一些广告上说的"某某食物有营养，可以多吃"，其实不然。

如何巧妙判断食物的属性

中医是根据植物或动物生长的环境来判断它的属性——阴、阳、寒、热。有的食物在阴寒的地方生长，有的食物就必须在向阳的地方生长。在阴寒的地域生长的食物，一般属性偏阴；在向阳的地方生长的食物，则属性偏阳。比如菱角在水里生长，偏阴；向日葵向阳而生，偏阳。蘑菇一般在阴冷潮湿的地方生长，所以通常是阴寒，而且带有湿气的。

怎样判断某种食物是否适合自己吃

拿蘑菇来说，它的属性是阴寒的。如果有人阴血不足，经常出现虚火、燥热、眼干、口干、鼻干等症状，可以食用蘑菇。另外，当我们吃一些热性食材的时候，比如鸡肉，如果担心热性过大，就用蘑菇来炖鸡，这样就能够平衡鸡肉的热性了。

曾经，有人认为蘑菇中含有多种营养物质，鼓励大家多吃蘑菇，按照中医原理是不妥的。如果从科学的角度看，所有食物都有营养，但却不是所有食物都适合你吃。了解中医后，你就可以从食物是否对自身有利的角度，做出正确的判断。

到了外地，水土不服怎么办

所谓水土不服，就是人到了外地，吃了外地的东西，然后就会身体不适，严重的还会上吐下泻。那么，怎样预防水土不服呢？通常的做法：去外地之后，在吃当地的东西之前，先要喝当地的水，把水煮开了，泡一杯当地产的茶。先试试当地的水土，就可以避免因水土不服而闹病。

中医说五谷最养人，你吃对了吗

为什么中医要强调"五谷为养"？因为五谷是植物的种子，种子又是植物的精华。

为什么说吃五谷是正确的选择

中医认为，植物最精华的东西，都含在种子里。而且种子本身的蛋白质结构和其他部位的蛋白质结构不一样。也就是说，当你把种子里面的这些物质能量，转化成自己的精气神，所消耗的自身能量是最低的。如果你吃别的部位，还需要再去消耗自身的能量，所以吃种子是很正确的选择。从中医学的意义上来说，我们所说的吃饭实际上应该是吃种子，而其他的东西只是下饭的。因此，不能把主客颠倒了。

现在的人吃饭都是吃肉、吃菜，不吃或少吃主食。这样其实是不符合我们身体需求的。

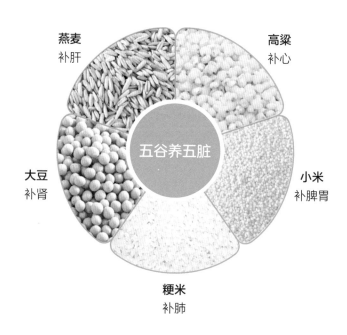

燕麦
补肝

高粱
补心

五谷养五脏

小米
补脾胃

大豆
补肾

粳米
补肺

五谷要重点吃

五谷必须要吃，而且还要重点吃。可能有人会觉得吃淀粉会增加体内糖的量、会发胖，于是就不吃主食。这样是不对的。因为，植物的枝叶、躯干里有淀粉，种子里也有淀粉，但它们里边所含的淀粉是不同的。因此，我们吃的主食里的淀粉，不同于其他食物里的淀粉。比如，红薯、土豆里所含的淀粉会使你的血糖变高，而种子里的淀粉是不会对身体造成伤害的，所以你可以放心地吃五谷。

五谷怎么吃才养人

我们需要吃的种子分别是麦、黍（高粱）、粟（小米）、稻、菽（豆子），对应我们的肝、心、脾、肺、肾。

肝气虚时，要多吃麦，尤其是燕麦；心气虚时，要多吃黍，也就是多吃些高粱米；脾气虚，吃东西吸收不了时，要多吃小米；肺气虚时，要多吃稻，尤其是粳米补肺气更佳；肾气虚时，要多吃豆子，可以培补肾气。豆子的正确吃法是做成豆腐，豆腐本身磨得很细，而且既营养又美味。

"五畜为益"，吃肉只是为身体锦上添花

"五畜为益"是什么意思？益是可有可无的。也就是说没有它不会对我们的正常生活造成很大影响，但有了它，会给我们生活一个很好的补充。

五畜对人体有哪些补养作用

什么是五畜？五畜中的第一畜是入肝的羊，第二畜是入心的鸡，第三畜是入脾的牛，第四畜是入肺的驴，第五畜是入肾的猪。

吃肉是需要挑部位的

道家对饮食的研究非常全面，也非常深入，深入到了气和神的层面。比如说吃猪肉，道家认为猪蹄的力道和劲道是猪身上其他部位无可比拟的，

因为几百斤的猪，全身的重量都压在四个蹄子上。猪是阴性的，蹄子是阴中之阳，而其中阳气最足的蹄子，要数前蹄。另外，羊蹄也是阳气十足的，所以我们吃东西是需要挑部位吃的，是有讲究的，而不能乱吃一通。

怎样食用滋补又性平的水产品

海产品是来自于海里的，而人类也是源于海里的（最初生命的诞生源于海洋），因此，从本质上讲我们是同根、同源的，具有相同的性。海产品能够滋养我们的本源，也就是说我们的肾精跟它的关系最为密切。

不过，水产品吃多了，可能会不消化，还有一种可能是会食积生火。老百姓有句话叫"鱼生火，肉生痰"。所有鱼吃完都会动火，但是有一种鱼吃了不容易生火，那就是带鱼。

小孩子如果脾胃消化不好，又不爱吃东西，就可以把带鱼做好给他吃。只有带鱼是入脾的，所以带鱼属于水中的异类。

"五菜为充"，蔬菜究竟能不能当主食吃

所谓五菜为充，就是说五菜是饥荒状态下充饥的代用品，绝对不能当主食。还有，当我们吃米、吃肉吃得过多时，可以通过吃菜来帮着疏通，这就是蔬菜的价值。

绿叶菜这样吃才健康

一般的绿叶菜都寒性偏大，所以我们吃菜一定要焯熟、炒熟，不然的话就会吃什么菜，拉什么叶子。许多人脾胃很弱，吃的菜原封不动地就拉出去。这是因为蔬菜里面的纤维素很难分解。而人体分解纤维的主要器官是胃，靠的是胃酸。如果一个人胃酸分泌不好，对纤维素的分解能力就很差，基本上吃进什么，就拉出来什么。

中医认为，胃酸也是一种阴液，是肾精所化。胃寒的人胃酸很少，往往呕出来的都是清汤寡水，还有许多人是往上泛酸。

调理泛酸，西医用抑制胃酸分泌、中和胃酸的方法。在中医看来，其实是因为十二指肠堵死了才会泛酸，是通道不顺畅，而并非西医所说的胃酸太多。

分泌胃酸是人的本能，抑制胃酸会让人在情志上出现问题。中医调理方法是找到病的根源，从源头上疏通道路，症状自然就会消失。

什么叫吃时令菜

食物一要讲究"气"，还要讲究"味"。因为食物和药物都是由气味组成的，而药物、食物的气味只有在当令时，即生长成熟符合节气的食物，才能得天地之精气。

《黄帝内经》中有一句名言叫"司岁备物"，就是说要遵循大自然的阴阳气化采备药物、食物，与节气相顺应的就是与天地阴阳气化相顺应，这样的药物、食物得天地之精气，气味醇厚，营养价值高，所以人们应该吃节气菜。这就是孔子名言："不时，不食"。就是说，不符合节气的菜，不吃。

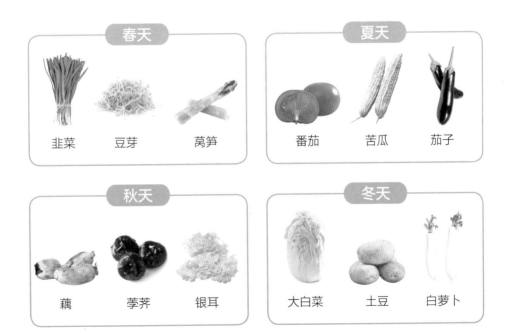

春天　韭菜　豆芽　莴笋

夏天　番茄　苦瓜　茄子

秋天　藕　荸荠　银耳

冬天　大白菜　土豆　白萝卜

"五果为助"，水果只是五谷、五畜吃多以后帮助消化的食物

水果大部分都是酸、甘、寒性，即使某一种是热性的，也只是个例，相对于其他水果来说稍微热一点儿，而且北方的水果和南方的水果完全不一样。

水果基本上都有通便的作用

水果基本上都有通便的作用，所以水果，应该是五谷、五畜吃多了之后，帮助消化的一种东西，为的是不让体内产生壅滞。而许多人并不知道这些原理，只管盲目地吃水果，靠水果来通便、排毒，最后把自己的大肠弄得很混乱。

吃水果最好吃应季的

吃水果，最好是吃应季水果，不能因为有低温储藏、保鲜技术就把水果储藏起来，时隔很久再去吃。

有句俗语叫"梨不见犁"，梨是秋天的应季水果，而犁是春天耕地的时候才用的。这句话的意思是不能把梨放到第二年春天吃，那样会伤你的肝气（金克木）。虽然梨是很好的滋肺阴水果，但在不产梨的春天吃梨，对肝的损伤是很大的。

吃水果就吃当地产的

南方的水果，在当地吃很好吃，捂熟了运到北方，就不好吃了，甚至有的还含有毒性，正如俗语所说的"强扭的瓜不甜"。

吃完水果后赶紧吃点姜

吃完水果后再吃点姜，姜的辛温可以把水果的酸寒性化解一些，起到平衡的作用。

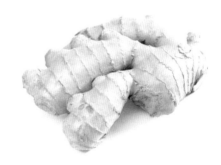

姜可以巧妙破解水果的寒性。

知道发物是什么，你就不会发病

中医所谓的"发"，可以理解成"诱发、引发、助发"。原本有慢性疾病的人，体内存有"伏邪"，如果吃了"发物"，就可能诱发原有的慢性病，导致疾病反复发作。而如果体内没有"伏邪"，身体健康，根据自己的体质适量吃些"发物"则是无害的。

发热之物

如葱、姜、韭菜、胡椒、羊肉等温热、辛辣易助热上火的食物。这类发物对于热性体质、阴虚火旺者不适合，发热口渴、大便秘结之人不宜食用；但对于寒性体质（即阳虚体质）者来说，吃这些发热的食物可驱寒益阳，能驱除体内的寒气。

发风之物

如海鲜、鱼、虾、蟹、鸡蛋、鹅等。患有荨麻疹、湿疹、中风（脑卒中）等疾病，或患有过敏疾病者不宜食用。另外，海鲜对于痛风患者来说是发物，容易诱发疾病。

湿热之物

如糯米、猪肉等。指影响脾的运化，助湿化热的食物。对于脾胃虚弱、痰湿体质等人群，湿热发物都不适宜多吃。患有湿热、黄疸、痢疾等疾病者应忌食。

发冷积之物

如西瓜、柿子、雪糕、冬瓜、莴笋等。这些食物具有寒凉的特性，容易损伤人体阳气，导致脾胃、心肺、肝肾等脏腑阴寒加重，从而导致腹泻、冷痛、咳嗽等病症。一般脾胃虚寒、寒证体质等人群不宜多吃。但是对于实热体质的人群，吃冷积发物是较好的降火良方，尤其在夏季，但是也不宜多吃，以免过度伤阳。

发燥之物

如炒干果中的炒板栗、炒花生、炒瓜子等。可使人体产生干燥、津液不足的食物，既具有火热的性质，又具有伤津液的特征。

动血之物

如胡椒、辣椒、桂圆、羊肉、白酒等。此类食物多具温热性质，易迫血外出。一般对于各种出血性疾病，如崩漏带下、月经过多等病症的患者不适合食用。

滞气之物

如豆类、油腻食品、芋头、红薯、土豆等。这类食物有滞涩阻气的作用，不容易消化，会导致气机阻滞不畅，产生胃胀、腹胀。特别是对于脾胃虚弱者，容易引起消化不良、腹胀、没胃口等症状。不过，这些食物不少都有固肾涩精、补脾止泻的功效，对于脾虚型腹泻或者肾虚早泄的人群有一定食疗作用。

光敏性食物

如莴苣、茴香、荠菜、苋菜、香菜等。光敏性食物指那些容易引起日光性皮炎的食物。这些食物如果不大量食用一般不会出现不良反应，但过敏体质人群要少吃。

养生热点 专家答疑

Q：为什么中医说，吃大量的甜食，不利于身体健康？

A：中医讲"甘能令人中满""膏粱厚味，足生大丁"，即甜食会影响脾胃功能，油腻易生湿热而产生疔疮。虽然说甜味食物对脾胃有帮助作用，但大量食用，也会损伤脾胃。

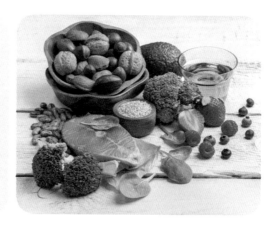

酒无好坏，过则为灾

老是喝太多高度酒，可能会得骨髓病

如果一个人总喝高度酒，一喝就喝很多的话，最后就可能会得脊髓空洞、大脑、小脑萎缩一类的骨髓病。因为酒里的那种阴中之阳的火气，会把我们的阴液烧干。所以每当我们酒喝多了，半夜醒来就会感觉"咽如焦釜，气似奔雷"——喝完酒之后，咽就如烧焦了的锅一样；睡觉的时候打鼾的声音很大，像打雷一样。

酒的度数越高，火性就越大，对胃的伤害也就越大

酒是补肝火、泄脾胃阴液的。因此，肥胖的人，胃里面黏膜丰厚、痰饮比较多的人，喝点白酒是有好处的，可以祛脾的痰湿。但如果是那种本身就很瘦，胃黏膜又比较薄的人，再喝高度数的白酒，就等于是火上浇油了。

会喝酒的人，都喝黄酒

酒是补肝、泻脾的，酒的度数越低，补肝的能力就越差，对脾的伤害就越小。如果你喝的是醪糟或者是米酒的话，既能滋养脾胃，也能解渴。

中医提倡喝什么酒呢？可以适量喝一些味道醇香的黄酒。酒量大的、想多喝几杯的人，可以在酒里放个话梅；酒量小的人可以在酒里加点姜丝，而且还要喝温酒。因为如果我们所喝酒的温度低于人体体温，胃里就会感受到凉，这样胃就需要给酒进行加温。所以，喝温酒不伤胃，喝凉酒是最伤胃的，而且先伤胃，之后就会伤心。

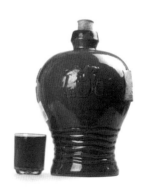

这些习惯，
正在偷偷扼杀你的健康

为什么脑梗死的年轻人越来越多

近年来，多发于脑梗死的年轻人越来越多，这种问题对身体健康有很大的影响。有很多小病如果疏于防范，就会发展成大病。其实，在脑梗死发生之前，许多人都会出现一些小症状。

脑梗死的四种常见情况

第一种情况，短暂的眩晕，站立或步态不稳；突然感觉手指发麻并且有合不拢的现象，或下肢感觉乏力，腿脚不灵活。

第二种情况，视力障碍或视物模糊。

第三种情况，听力障碍或听力下降。

第四种情况，舌根发硬，感觉说话不那么利索，含糊不清；饮水呛咳；睡觉的时候单侧流口水。

尤其是平常有高血压或高血糖、高血脂的人，如果出现以上症状，就一定要注意多加防范了。

我们应该怎样来预防脑梗死

第一，高油食物尽量不吃，否则会导致血液中的胆固醇、甘油三酯升高，脂质沉淀增多。

第二，高盐食物尽量不吃，否则会引发血压升高，动脉粥样硬化。

第三，高糖食物也尽量不吃，否则会增加血液的黏度。

第四，喝酒、喝饮料、吸烟、熬夜、久坐等情况，能避免就避免。

气虚的人在职场中非常多

中医常说"气"，气虚和气足之人完全不一样。现在气虚的人在职场中很多，但许多人仍然承担着繁重的工作任务，每天疲于奔命，这样做对身体的危害太大了。

气虚之人的表现

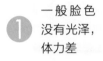 一般脸色没有光泽，体力差

 少言懒语，容易神疲乏力

 怕冷、怕风，容易感冒

 吃东西容易腹胀

大便不成形

气虚，该如何滋补

气虚，我们就应该及时休息，但是对于症状明显的人来说，仅仅休息是不够的，还需要滋补。正气不足，食补往往就很有效，比如常吃一些山药、红枣、薏米等，就能够补气益虚，增强体质。

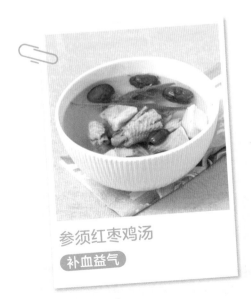

参须红枣鸡汤

补血益气

材料： 鸡肉 500 克，红枣 10 枚，参须 10 克。

调料： 盐 3 克，料酒适量。

做法：

1 将鸡肉洗净，切块，沸水焯烫，冲去血水备用；红枣浸泡片刻，洗净，去核。

2 将鸡块、参须、红枣、适量清水一起加入锅内，大火烧沸，加入料酒，转用小火炖 40 分钟，加入盐即可。

功效： 补肺气、益脾气、补虚损、增强免疫力。

你的钱不是大风刮来的，但病可能是

《黄帝内经·素问》中有一句话"风者，百病之始"，也就是说风邪是自然界致人生病的首要因素，许多疾病的发病源头都是风，为什么将风定位为百病之首呢？

风一年四季都有，不像寒邪，一般情况下寒邪冬天最盛，火热之邪夏季最盛。风是终年常在的，所以导致人体发病的机会就较多。

风邪往往作为先导，率领其他邪气一同进入人体。风总是喜欢从寒、暑、燥、湿、火中挑出一个或两个伙伴，共同登台亮相。与寒相结合就成风寒，与暑相结合就成暑风，与燥相结合就成风燥，与火相结合就成风火。风作为六淫之首，总是率先冲锋破阵，将人体的卫外之气打开，再让其他邪气乘虚而入，共同为病。

| 风 + 寒 = 风寒 | 风 + 暑 = 暑风 |
| 风 + 燥 = 风燥 | 风 + 火 = 风火 |

以风寒为例，寒邪是具有凝滞特点的，因此不易运行、走窜、侵袭人体，而当风邪作为先导，风率先打开了人体肌表的大门，寒邪就会堂而皇之地进入人体，与寒邪共同侵袭，就会产生风寒之类的疾病。既有风邪侵犯肺卫，鼻塞声重；又有寒邪为病的渴喜热饮，以及身体疼痛的状况。寒邪束缚身体的阳气，就会导致怕冷、发热等症状。

你敢不坐月子，生完孩子就喝凉水吗

许多人说，西方人从来不坐月子，生完孩子就喝凉水。其实这种说法非常片面。西方人的体质和中国人有很大的区别，他们体内往往比较热，身体也比较壮实，而中国人体内阳气不足的比较多。

很多在国外生活的人按照西方人的习惯，模仿西方人生完孩子就喝凉水，回国来看中医发现很多问题，比如气色差、精神萎靡、乏力、关节疼痛等，这些人往往体内痰瘀互阻。

古代女性坐月子时，为何将身子捂得很严实

古代的女性在坐月子的时候，一定会把身子捂得严严实实的，为什么这样做呢？这样做就是为避风，因为产妇在生完孩子后，全身的骨缝是打开的，风邪极易从张开的骨缝中进入，引起"七日风"，即在产后7天内抽风。而且，风邪会长久地滞留在骨缝里，给产妇留下身体疼痛的病根。

《红楼梦》里有这样一个场景：宝玉病了，还没有好利索，出来散步累了，坐在山石之上，这时候史湘云便说"这里有风，石头上又冷"。可见，避风在古代的影响有多深。

老祖宗传给我们的经验，自有深刻道理

老祖宗留下来的生活常识自有它深刻的道理，更别说坐月子，生完孩子是一个女人身体极虚的时候，也是调理的最佳时期，调理得好，不仅不会变老，反而会越来越精神。如果我们学西方人生完孩子就喝凉水，那最终受伤害的还是我们。

养生热点　专家答疑

Q：为什么女性坐月子要防寒？

A：女性属阴盛寒重之体，天生阳气就较为虚弱。现实生活中女性不是手脚不温，就是畏寒怕冷。所以不少医学专家都认为：低温寒冷是造成女性疾病多发的罪魁之一。女性的子宫就很惧怕低温寒冷的刺激。如果不注意小腹、会阴部位保暖，就会引发月经不调、痛经等症。

当心保健品越吃越虚

在生活中，许多人认为吃保健品能补身体，多吃一定没错，这本身就是一种很严重的误区，小心吃保健品越吃越虚。

误区 1

盲目相信广告

广告中，关于各种补品的"神奇""灵验""包治百病"功效的宣传，往往夸大其词。保健品不同于食品，也不同于药品。在国外，对这类保健品称为"功能食品"，它既不能对某一种疾病起到治疗作用，也不能使你在原有健康的基础上更加强壮。

误区 2

不辩证进补

即使你身体虚，也不能盲目进补。身体虚有许多种，每一种虚证，都有针对性的补方补药，不对证，不但无效无益，有时反有不良反应，要提防"虚不受补"。中医用药讲求严谨，即使是现成的补药，也要观其处方成分再辨证使用。因此，怎样根据个人的身体状况进补、调理，服用哪一类补品更为合适、收效更大，要在医生诊断和指导下进行。

误区 3

用补品代替一日三餐

人体对营养的摄取，主要是靠一日三餐，而绝不能仅仅依靠营养补剂。补品只能用于调养虚弱的体质，机体的营养供给，还得让位于五谷、五果、五畜、五菜等日常生活所必需的饮食。现代营养学证明，只有一日三餐饮食均衡，才能使你的营养均衡。

误区 4

用进补代替锻炼

生命需要运动，只有配以必要的体育锻炼，营养补品才能更好地发挥作用。因为无论是正常营养的摄取，还是营养补品的吸收和利用，都必须依靠人体健全的消化、吸收和利用的功能。有些人缺乏运动，体质虚弱、胃肠消化功能差、代谢利用率低，吃了营养补品，也不一定能很好地消化吸收，甚至会因进补不当而产生不良反应。

误区 5

补品越贵越有功效

高价补品大多是加了一些价格昂贵的中药材，如龟板、鳖甲、藏红花、虫草等。然而，没有针对性的用药，一般不会显出特殊效果。所以说，药价高低并不完全代表疗效的优劣。

宁愿不服药，不要乱服药

生活中有一些人很关注养生，平时看了一些简单的中医药方面的知识，就认为自己无所不能。身体不舒服了，经常去药店买五花八门的药来服用。其实这样做是很草率的，药有自己的偏性，我们可以用这种偏性来纠正身体的偏性。但如果选错了药物，不仅不会纠正身体的偏性，还会助长身体的偏性——增加体内的"毒"。

吃错药害人不浅

在《伤寒论》里，就记载了很多医术一般的医生，因错误治疗形成的很多变证。比如其中有一个病人，本来是应该通过发汗的方式治疗的，却用了攻下的方法，以致伤了身体的阳气，让邪气长驱直入，形成了结胸。所以说，宁可不吃药，也不要乱服药。乱服药相当于临床上的误诊误治误服，等于自残，严重者可危及生命。

乱服药者常有哪些表现

第一，盲目听从广告。广告一说，就百依百顺，去买药服药。其实任何一种药都有其适应证和禁忌证，不是通治一切疾病的神药，也不是通治某种病的神药。因此，服药的时候要遵从医嘱，是此药的适应证就可以服；不是，请禁服。

第二，略懂医学知识，自己给自己下药服药。这种行为是不可取的，很多病症，连临床很丰富的医生都会感到棘手。普通人更不能轻易给自己开药。

第三，简单地看药品说明，不管处方药还是非处方药就盲目服用。其实非处方药看说明即可，但处方药不行，需医生诊治后决定才行。

第四，盲从"久病成良医"之说，缺少对病情变化的了解，坚持按老处方服药。其实，根据病情变化，在处方上增减剂量，增减药味，其效果大不一样。

睡眠不好的后果，不单单是老得快

我国各地区长寿老人调查结果表明，寿星们的睡眠质量都相当高。想要睡眠质量高，必须坚持早睡早起，作息规律。

为保证高质量睡眠，可以用温热水浴足，浴足过程中用双手按摩、揉搓脚背及脚心，最好用劳宫穴摩擦涌泉穴，以加速脚部的血液循环。按摩以产生温热感为度，每次 10~20 分钟，能够促进入睡。

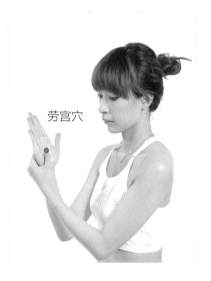

劳宫穴

劳宫穴： 在手掌心，当第 2、3 掌骨之间偏于第 3 掌骨，握拳屈指时中指尖处。

睡前用手心搓搓脚心，包你一觉睡到天亮

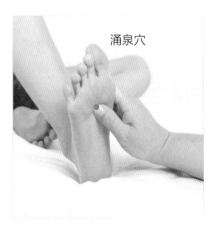

涌泉穴

涌泉穴： 在足底部，蜷足时，足前部凹陷处。

吃完饭就躺在床上，竟然有三大坏处

古人说："饱食即卧，乃生百病。"意思是吃饱饭就躺下，疾病很容易找上门来。为什么会如此呢？

一吃饱饭就躺下的危害

1. 食物停聚，没有消化，容易积而瘀滞，导致脾胃受伤。
2. 胃肠蠕动减慢，导致腹痛、腹胀、便秘等现象。
3. 容易堆积脂肪，影响血压，增大患心脑血管疾病的概率。

科学的做法是饭后保持静坐、站立或者慢走半小时左右，待食物消化一段时间后再躺下。

吃饱饭按天枢穴，打开食物消化的开关

我们的肚子上有一个促进食物消化的开关——天枢穴。当你吃饱饭后，坐在床上，轻轻按揉这个穴位，能够促进消化，补养脾胃。

精准定位： 天枢穴在腹部，横平脐中，前正中线旁开 2 寸。

按摩方法： 用拇指指腹按揉天枢穴 2 分钟。

功效： 可以促进消化，调理因消化不良引起的一系列症状，如腹泻、便秘、腹胀等。

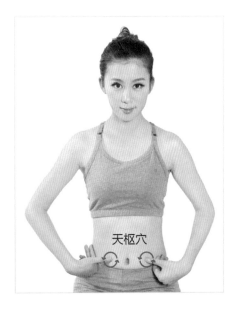

天枢穴

为什么说做运动，要符合天时、地利、人和

做运动，最好找合适的时间、合适的天气、合适的地点。

做运动要符合天时

关于锻炼时间，就四季来说，中医主张春夏活动量要比秋冬活动量大，因为春夏养阳，适当出汗可以祛湿；秋冬需要养阴，大量出汗会耗伤阴血。

一天之中，晨练效果最好，不推荐夜跑。因为早晨是阳光升发之时，这时运动可以帮助身体升阳，保持身体的活力；夜晚是阳气收敛的时候，我们需要安静休息，这时候再夜跑或剧烈运动会迫使阳气外浮，耗散阳气。

季节	气候特点	养生之道	作息时间
春季	暖	养生	夜卧早起
夏季	热	养长	夜卧早起
秋季	凉	养收	早卧早起
冬季	寒	养藏	早卧晚起

做运动要符合地利

我们做运动，要找阳光明媚的天气，到风景优美的室外去做运动，在户外感受着大自然的新鲜空气下展开体育运动。室内的空气流通性较差，在人多的健身房空气质量更差，不利于身心健康。同时，运动过程中，毛孔会张开，散发热量，若在室内吹着空调，会使皮肤腠理收缩，汗孔闭塞，使人体的汗液排出受阻，反而"留湿"，从而引起湿气内停。

运动以悠缓微出汗最好

运动时幅度不宜过大，最好避免大汗淋漓的剧烈运动，尤其是夏天本身出汗就多，大量出汗会使人体正气随汗津外泄，反而易耗伤人体正气，不但达不到排湿的目的，反而易招惹湿气甚至使湿气在体内停滞。

真正的养生不是吃吃喝喝，而是养神

养生如存折：健康是"零存"，长寿是"整取"

一个人一生幸福的标准，不是拥有多么巨量的物质财富，而是拥有一个健康长寿的好身体。

人的健康如同一个零存整取的存折

每个人都希望自己健康长寿，其实健康长寿并非没有秘诀，是靠自己在数十年的漫长生涯中点滴积攒起来的，有人称这种健康长寿之法为"零存整取"，的确形象风趣。说明人的健康如同一个零存整取的存折，只有不断地储蓄补充，才能使存款的余额逐渐增多。

既然是零存整取，就应该按期储蓄，而不能提前支取，更不能透支。有些人不善于管理自己的健康财富，他们或取多存少，或只取不存，过早地把健康资本消耗殆尽。有人饮食无度，吸烟酗酒，暴饮暴食；有人生活不规律，熬夜睡懒觉……这些都可以说是对健康财富的透支和浪费。

养生就是一个日积月累的过程

其实养生并不复杂，但是要每天坚持去做，日积月累才行。有的人总把工作紧张没时间锻炼作为借口。其实，如果你每天不能有大段的时间来锻炼，那么不妨见缝插针，利用零星时间积攒自己的健康资本。

古人云："饮食有节，起居有常，不妄作劳，故能形与神俱，而尽终其天年。"要想打理好自己的健康财富，必须从点滴做起，持之以恒。

养护足部，最好的办法就是泡脚。因为脚是人体总的精气的根源。精气是人身之本，泡脚不仅能生精化血，还能补气养神。泡脚时，泡脚时最好选择较深的木桶，水量要没过小腿。水温不能太高，也不可太低，保持在 40℃ 为宜。泡脚过程中，要不断加入热水，防止水温下降。需要提醒注意的是，足部有明显外伤的人群，不宜泡脚。

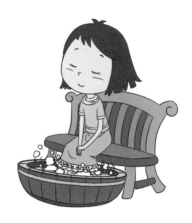

再贵的药也比不上好心情

俗话说：笑一笑，十年少；心情好，疾病少。愉快的心情，能够使人精神焕发，安养心神，疾病不能侵袭。

据现代医学研究，心情愉快时，机体内可以分泌较多有益的激素和乙酰胆碱，这些活性物质能促进血液循环，使内脏器官得到充分的氧气和营养供给，延缓大脑衰老。

凡保持心情愉快的人，经常有一种青春活力，这样的人患心脏病、高血压及精神因素有关的疾病的比例，比一般人要少 30% 以上。因此，一个人保持愉快的心情，是想要健康长寿的一个非常重要环节。

心情郁闷，工作紧张，压力大，容易使人急躁，易产生各种疾病，就像一台机器在好的工作环境中工作出色；在雨雪等恶劣的条件下，就容易产生各种问题。同样是一个人，心情好时，工作热情大，干劲足，工作效率高；而心情不好时，容易急躁，心烦意乱，看谁也不顺眼，同事之间易产生摩擦，工作效率低，身体健康也受到影响，疾病也容易上身。所以，为了使自己有一个健康的身体，我们要学会并善于调节自己的情绪，使自己有一个好的心情。

心平气静地过，顺其自然地活

《黄帝内经·灵枢·天年》中说："人之寿夭各不同，或夭寿，或卒死，或病久"。虽然都是人，但每个人的寿命却各不相同。有的人健康长寿，有的人却半路夭折，有的人忽然猝死，还有的人成了"药篓子"，病病歪歪一辈子。

一个人的健康与寿命，60% 取决于自己

有些人为什么短命呢？"以酒为浆，以妄为常，醉以入房，以欲竭其精，以耗散其真，不知持满，不知御神，务快其心，逆于生乐，起居无节，故半百而衰也。"饮酒无度，房劳无节制，消耗了自身的精气，贪欲存心，不懂得呵护自己的心神，起居没有节制，所以不到五十就衰老了。由此看来，一个人的健康寿夭，很大程度上都是自己决定的。

世界卫生组织（WHO）曾经得出结论：一个人的健康与寿命，60% 取决于自己，15% 取决于遗传因素，10% 取决于社会因素，8% 取决于医疗条件，7% 取决于气候（如酷暑或严寒）因素。由此可以看出，在很大程度上，人的健康和长寿的金钥匙是掌握在自己手中的。

活到天年的大智慧

《黄帝内经》从养生的角度找出了长寿和折寿的原因："上古之人，其知道者，法于阴阳，和于术数。食饮有节，起居有常，不妄作劳，故能形与神俱，而尽终其天年，度百岁乃去。"

也就是说，懂得养生之道的人，都会根据自然界的客观规律而起居生活，按照正确的保健方法锻炼。饮食有节制，生活有规律，劳逸适度，让自己的肉体和精神都保持最佳状态，这样就能活到天年。

睡好子午觉，养神有妙招

按照中医养生的观念，睡眠与醒寤是阴阳交替的结果。阴气盛则入眠，阳气旺则醒来，所以《黄帝内经》说："阳气尽则卧，阴气尽则寤。"

为什么要睡好子午觉

古人把昼夜 24 小时分为 12 个时辰，2 小时为一个时辰。子午觉就是晚上在子时（头天 23：00 ~ 次日 1：00）熟睡，白天在午时（11：00 ~ 13：00）午休。

按照《黄帝内经》的睡眠理论，夜半子时为阴阳大会，水火交泰之际，这时称为"合阴"，所谓"日入阳尽而阴受气矣，夜半而大会，万民皆卧，命曰合阴"。所以夜半应长眠、深眠，因为阳尽阴重之故。

反之，午时为日出阴尽，而阳受之，日中而阳重，阳主动，此时应为"合阳"，此时应是工作最出效率之时，适当地休息一下，更容易养足精气神，为工作积蓄能量。

子午觉的原则：子时大睡，午时小憩

睡子觉就是说夜晚在子时以前上床，子时进入最佳睡眠状态。因为子时是"合阴"时间，睡眠效果最好。睡午觉，就在午时（11：00 ~ 13：00）小憩片刻。所以睡子午觉是"子时大睡，午时小憩"。

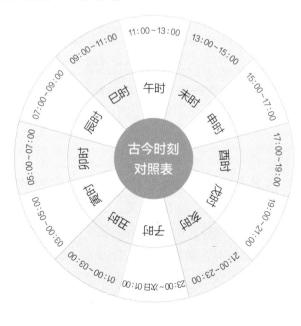

第二章

很多人的累是心累，很多人的病是情绪病

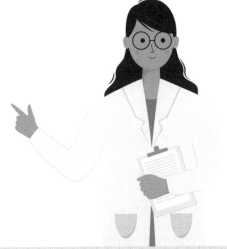

绝大多数的病都是气出来的

每次生气，都是往身体里埋了一颗雷

有些人早上起床后，感觉自己像是一宿没睡，浑身酸痛，精神疲惫；有的人莫名其妙胃胀、胃痛，心脏也不适……这些人的病，其实都因为一件事——生气。

为什么说"百病生于气"

中医说"百病生于气"，这个"气"指的是"肝气郁结"，也叫"肝气不舒"，简称"肝郁"，原因就是生气和憋屈。许多女性肝气郁结会导致许多妇科疾病，比如痛经、月经不调、外阴瘙痒、黄褐斑、不孕不育、乳腺增生，甚至乳腺癌等。那么，到底什么是肝气郁结呢？

中医所说的"肝"，与西医解剖学中的那个"肝"不是一回事，它虽然包括解剖学的"肝"，却又是一个庞大的系统。在这个系统中，肝主藏血、主疏泄，当人抑郁、紧张、焦虑、生气和憋屈时，身体气机就会瘀滞，导致肝没法发挥疏泄功能，这就叫肝气郁结。

肝有两个基本功能

肝主藏血，主疏泄。一藏一泄，协调配合，就可以既提供充足的血液滋养，又能使血液正常疏散排泄。

肝除主疏泄外，还有调畅情志的作用

肝的藏血和疏泄功能正常，则情绪容易保持平和畅达，避免暴怒或过度抑郁。

养生热点　专家答疑

Q：为什么说肝气通畅，人才健康？
A：中医认为，"肝"属木，对应春天，肝气的疏通、调达和升发，能让人的身体如春季般万物复苏，生机盎然。相反，肝气郁结、气机不畅，则会让人黯然失色、百病丛生。

平时易生气，总上火，可能是心火大

有些人脾气不好，常因为生活中的一点小事就暴跳如雷，这种情况可能是心火大。

心火分实火和虚火两种

心火分实火和虚火两种，实火常表现为面红耳赤、口舌生疮、口舌糜烂、尿黄、心烦易怒等；虚火常表现为心烦易怒、盗汗、睡眠不安等。

心有实火的人，多吃点"苦"

心有实火的人，要多吃点苦味食物。苦味食物具有消暑、退热、除烦、提神等作用，有心火时适当吃一点苦味食品，不仅能缓解由疲劳和烦闷带来的不良情绪，而且还可以清热解毒。清热解毒的最佳苦味食物是苦瓜，不管是凉拌，还是煲汤，都有很好的灭火功效。

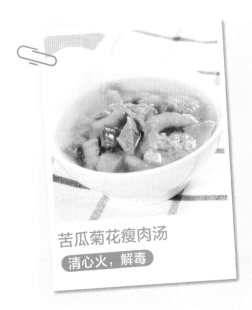

苦瓜菊花瘦肉汤
清心火，解毒

材料： 猪瘦肉 200 克，苦瓜 150 克，菊花 15 克。

调料： 葱段、姜片、盐各适量。

做法：

1 猪瘦肉洗净，焯水，切块；苦瓜洗净，去子，切片；菊花洗净，浸泡 5 分钟。

2 锅中倒入适量清水，烧沸后放入瘦肉块、苦瓜片、菊花、葱段、姜片，慢炖 1 小时，调入盐即可。

功效： 苦瓜可清热解毒，清心火；菊花可清肝明目。

人一生气，肝就罢工

中医认为，发怒首先会伤及肝脏。在人体五脏中，肝为将军之官，主怒。所以，怒首先损伤的脏器就是肝。肝有生发疏泄的作用，主管全身气机的舒畅，怒则气机瘀滞不通，不通则容易滋生百病。

《黄帝内经》中说"怒则气上"，这里的气指气机，也就是说，生气时会使气机向上。特别愤怒时，据说头发也会根根直立起来，所以有"怒发冲冠"的说法。

怒伤肝，会引发哪些疾病

怒伤肝，指的是大怒易导致肝气上逆，血随气而上溢，因此就会伤害肝脏。常见症状有面赤、气逆、胁痛、头痛、眩晕，严重者会出现吐血或晕厥。人发怒时，常会面红耳赤，这是气血上涌所致。

养肝，必须学会制怒

经常生气发怒最容易刺激肝脏，甚至导致肝脏受损，患上肝炎、肝癌。古代医书中认为因怒气伤肝而发生的疾病有三十多种。所以，必须学会制怒。清代大学士阎敬铭曾作《不气歌》："他人气我我不气，我本无心他来气，气下病来无人替"，以此劝人学会制怒。

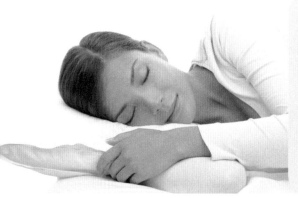

养生热点　专家答疑

Q：养肝有没有最简单的方法？

A：充足的睡眠对养肝护肝很有好处。中医认为"肝开窍于目"，养眼就是养肝。凌晨1:00~3:00是肝经"值班"的时间，这个时段是养肝的最佳时间，是肝脏最好的修复时期，所以要尽量保证晚上11:00前就寝。

生气后总觉得喉咙堵得慌，是什么原因

有的人生气后，一段时间发现喉咙里好像有东西堵着一样，可是去医院检查一圈，又没有什么问题。这在中医里，称为"梅核气"。

梅核气是怎么回事

梅核气，这个病的名字很形象，说的是患者感觉咽喉间像被塞了一个杨梅的核，堵在那里咽不下、吐不出，神出鬼没，时有时无。这种问题的诡异之处在于虽然能明显感到咽喉中的异样，但也只是感觉，并不是真的有东西在那里堵着，吃饭说话都不受影响。

中医认为，这是由于心情不舒畅，使得肝气瘀滞，痰与气纠结，停留聚集在咽喉所致。患这种病的多数是情绪不佳的人，他们有气闷在心里，气机阻滞，结于咽喉。而且这个病的发病与情绪的波动高度吻合，情绪好时一切正常，只要情绪不佳了，病情就会加重。调理梅核气，以疏肝理气、降逆止呕为佳。

半夏厚朴汤
疏肝降逆

材料： 法半夏10克，厚朴5克，茯苓10克，生姜12克，苏叶5克。

用法： 在熬药的时候，把水熬掉一半多一点儿，然后药汁分成4份，白天喝3份，晚上再喝一份。

功效： 法半夏化痰开结，降逆和胃，引气下顺；厚朴下气除满，以散胸中滞气，可以行气祛湿，二者搭配，共为君药；茯苓渗湿健脾，助法半夏祛湿化痰；苏叶芳香宣肺，顺气宽胸，散胸中郁结之气，与厚朴共为臣药；生姜和胃、降逆、止呕，为佐药。

温馨提示： 孕妇忌服。

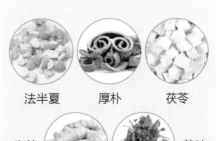

法半夏　　厚朴　　茯苓

生姜　　　　　　苏叶

人身上有个免费的"出气筒"，生气时用一用

人生气的时候，我们身上有免费的解气药。如果你经常与人吵架，爱发脾气，要经常求助这个解药，这就是身体上的穴位——太冲穴，它是人体的"出气筒"。

清肝消气，认准太冲

脾气大、性格急躁，与肝火旺盛有密切关系。心中有郁结，人体内的气血就会不顺畅，形成内火，内火沿肝经排出体外，就是我们平常说的"发怒"。太冲是肝经原穴，能打通整条肝经，可以起到清肝理气、疏通郁结、平息内火的作用。

生气没处撒，按按太冲穴

精准取穴：太冲穴位于足背，第一跖骨间隙后方凹陷处，在拇长伸肌腱外缘。

推拿方法：用大拇指指腹按揉太冲穴3分钟，反复2~3次，以产生酸胀感为宜。

功效：经常按太冲穴可以把人体郁结的气最大限度地排出去，对高血压患者也有很好的效果。

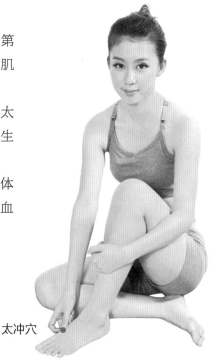

太冲穴

百合绿豆莲子粥，消消火、压压气

中医学认为，暑邪"在天为热，在脏为心"。心藏神，暑邪侵犯了心，就会心烦意乱，浮想联翩，易暴易怒。莲子虽苦，可以益清火，缓解生气情绪。

百合、莲子、绿豆，清心火、助睡眠的好"伴侣"

古人将莲子心称为"莲之心苗"，因为莲濯青莲，所以莲心含"水之灵液"，加上莲心在盛夏的时候才结出，"秉火之正令"，所以能安静上下君相火邪。这里说的君相火邪，就是心火和肾火。我们可以将莲子心理解成"奇兵"，它引来肾水，灭了心火，火热被祛除了，人心不烦躁，入睡就容易了。

另外，百合可清除心烦、宁心安神，绿豆有清心火、助睡眠的作用。将百合、莲子、绿豆放在一起煮粥，可以清心、安神、止怒、促进睡眠。

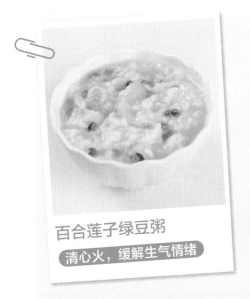

百合莲子绿豆粥

清心火，缓解生气情绪

材料： 大米60克，干百合10克，绿豆50克，莲子10克。

调料： 冰糖5克。

做法：

1 大米淘洗干净，用水浸泡30分钟；干百合洗净，泡软；绿豆、莲子洗净后用水浸泡4小时。

2 锅内加适量清水烧开，加入大米、莲子、绿豆煮开后转小火。

3 煮50分钟后，加入百合、冰糖煮5分钟，至冰糖化开即可。

功效： 清心、安神、促睡眠。

捶捶胸部缓解情绪，不生气，防百病

心包有一个重要的穴位叫膻中穴，它在两乳头连线的中点上。人在很郁闷或是生气的时候，会有一个习惯动作就是拍胸脯，这叫作捶胸。表面上我们打的是胸脯，其实是在打膻中穴。

《黄帝内经》说"膻中者，为气之海""臣使之官，喜乐出焉"，即膻中穴是容纳一身之气的大海，它是主喜乐、主高兴的穴位，所以按摩此穴，可以打开"气闸"，让全身之气通行无阻。如果情绪不好，全身上下气机不畅，下不能达于足，上不能传于头，当然会觉得心烦意乱、胸闷不堪，此时，按摩膻中穴，能宽胸顺气，情绪也就变好了。

膻中穴的取穴方法

膻中穴位于前正中线上，两乳头连线的中点。

按摩膻中穴的方法

按摩膻中穴一般选用拇指或中指的指腹，力度以稍有疼痛感为宜。每次按摩10秒钟即可，6次为1遍，一般每天按摩3~5遍。

为了增强效果。体质好的朋友按摩时，用力可稍大些，但切忌用蛮力；体质不好的朋友，动作要轻柔些。

按摩膻中穴的作用

经常刺激膻中穴，可以加强气的运行效率，对于防治心血管疾病大有帮助。实际上，临床试验也发现，刺激膻中穴可以扩张血管，调整心脏功能。

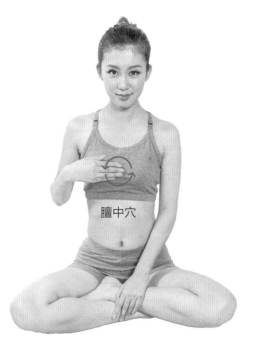

膻中穴

赶跑抑郁心情，快乐阳光更健康

你为什么会抑郁

抑郁是一种情绪障碍，曾被称为心理疾患中的"感冒"。冬季来临时，寒风瑟瑟，草木凋零，一些人会变得情绪低落、慵懒乏力、嗜睡和贪食、对所有事情都缺乏兴趣。一旦冰雪融化、大地回春，他们的这些症状又会逐渐消失，情绪和精力也恢复了正常。这种现象被称为"冬季抑郁症"。

此外，研究显示，越是天气寒冷的冬季，越是抑郁症的高发期。在气温和体温较低的上午，抑郁症患者状态较差，而到了下午和傍晚，随着气温和体温的上升，状态也会有所好转。可见，体温对抑郁这一情绪的影响是很大的。

虚寒少阳：体温过低易生抑郁

中医认为，人体阳气不足，产生虚寒，会伤及脏腑。肝经寒气易引起情绪低落，脾胃寒气易引起忧虑，肺脏寒气易引起悲观，肾气虚寒会造成记忆力减退。而肝主筋、肾主骨，受寒就会引起运动抑制，一旦受到外界压力或心情不舒畅的影响，抑郁症便会生根发芽，不可遏制。

体温影响大脑供血

冬季，外界天气寒冷时，机体的新陈代谢和生理功能受寒冷影响，也处于抑制和降低状态，血液循环变慢，脑部供血不足，大脑的自主神经功能会发生紊乱，从而引发情感失调症，人易出现季节性抑郁，而原本抑郁的人群在这一时期的抑郁症状则会更严重。

抵抗抑郁宜吃食物

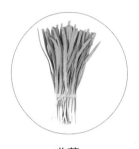

韭菜
温阳驱寒，提升阳气

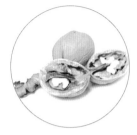

核桃
健脑强肾，改善体质

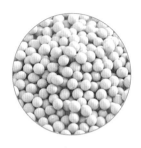

大豆
补充钙与蛋白质

肠胃能消化食物，却无法消化抑郁

许多消化系统疾病都是由于紧张、担心和焦虑，致使肝气郁结，而肝气郁结又导致脾气不升，由此在肠胃中形成了疾病。中医将这类疾病形成的过程和原因，称为"肝木横逆克脾土"。

情绪不畅，肠道也会受影响

中医所说的脾，包括一部分肠道。肠道几乎不受理智支配，但对情绪的反应相当敏感。所以"愁肠百结"不仅是一个比喻，也有深刻的中医道理。说明当人情绪不畅的时候，肠道也会受到影响。

"愁"是一种情绪，当这种情绪郁结下来后，首先就会影响到肝，造成肝气郁结；而肝气郁结又会传递到肠道，让肠子一节一节地纠缠在一起。

肠道肿瘤的重要致病因素就是情绪郁结

现在的人肠道长肿瘤的很多，一个很重要的致病因素就是情绪郁结。研究显示，愤怒、激动的情绪，能使副交感神经系统处于异常紧张的状态，然后促使消化道蠕动增快，改变消化道蠕动的节律，于是，就出现了呕吐和恶心等症状。

人之所以在生气的时候会打嗝儿、腹胀、腹泻，就是因为肠道蠕动加快了。而忧愁、伤心和郁闷等情绪，则会让肠道蠕动减弱、分泌减少，使得整个消化道的黏膜充血减少，变得苍白。然后出现消化不良、食欲不振、便秘等症状。但更多的时候，我们的情绪并不是单一的，愤怒、伤心、郁闷等许多情绪混杂在一起，百感交集。这时候，就会导致消化道有的地方加速，有的地方缓慢，这种不均衡，会致使食物存积，引发更严重的疾病。

养生热点　专家答疑

Q：缓解抑郁，可以选择哪种运动方式？
A：每天早晨8~10点，太阳已升起，空气新鲜且气温最舒适。可根据自己的情况每次慢跑10~20分钟，一般以每周保持3~5次为宜。

抑郁别担心，参茶一杯来调理

抑郁症多发生在白领阶层，工作的压力让他们不堪其苦，生活上不如意之事也常有发生，混合到一起一旦解不开，就容易引发抑郁症。

人参茶调理抑郁

郭女士在外企上班，有稳定的收入，老公在金融公司，儿子正在上大学。一般人觉得这样的家庭是很幸福的，可是却不知家家有本难念的经。郭女士工作压力大，总是担心年底能否完成任务；老公时常出去饮酒，因此他们经常吵嘴，所以她情绪一直低落，甚至感到痛苦。她找中医调理，才知道自己原来得了抑郁症。由于上班的原因，她没有太多时间去做心理治疗，也不想大把大把吃药。医生告诉她一个简单的方法：喝人参茶。

人参可解郁，缓解心情烦躁

人参具有调理心情烦躁、抑郁等精神症状的功能，古医书中记载，人参能"主补五脏，安精神，定魂魄，止惊悸"。现代医学研究也证实了人参治疗抑郁的功效，并且明确起效的成分是人参所含有的人参皂苷。人参皂苷对脑神经细胞有兴奋作用，对脑缺氧损伤的神经细胞有保护作用，还能促进神经细胞之间的传递，增强学习和记忆能力。

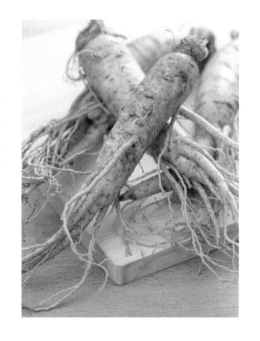

如何选购优质人参

选择人参，以身长、支粗大、有光泽的为佳。

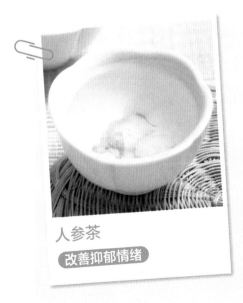

人参茶

改善抑郁情绪

材料： 人参3克。

做法： 人参切片，用热水冲泡后饮用即可，每日饮用2~3次。

功效： 调理抑郁症引起的情绪低落、兴趣降低、悲观。

温馨提示： 高血压、急性病患者和发热者不可饮用；过敏者不可饮用。

缓解抑郁的 5 种方法

在快节奏、高压力的现代社会，遭遇"抑郁"困扰的女性越来越多，而"抑郁"又是许多疾病产生的根源，所以，如何调节心理和情绪、保持心理健康，已成为现代人需要关注的问题。下面介绍 5 种常用的方法帮助大家调节心理和情绪。

转移思路

1 当生气、苦闷、悲伤时，可以暂时回避一下，努力把不快的思路转移到高兴的思路上去。例如，换一个环境、做一件有意思的事情、探亲访友等。"难得糊涂"是改善心情的好方法。

多舍少求

2 常言说"知足者常乐"，总是抱怨自己吃亏的人，不容易获得愉快。多奉献少索取的人，总是心胸坦荡，笑口常开。这样有利于呵护身心健康，防治"心病"。

从生活中找乐趣

3 饲养猫、狗、鱼、鸟等小动物，或种植花草、菜果等，可以起到排遣烦恼的作用。遇到不如意的事，主动与小动物亲近，会使人快乐。洗洗菜、浇浇花或坐在葡萄架下品尝水果，都能够很好地调节不良情绪。

向人倾诉

4 有不愉快的事情，应学会向人倾诉。把心中的苦楚告诉知心人，不仅能得到安慰，心胸也会像打开一扇门。向朋友倾诉，这还需要先学会广交朋友，如果经常对别人有防范意识，不结交朋友，就没有倾诉对象。没有朋友，不仅遇到难事无人帮助，也无法找到一吐为快的对象。

培养爱好

5 人没有爱好，生活会显得单调。除本职工作外，要学会培养自己的业余爱好。唱歌、跳舞、打球等都能使业余生活变得丰富。心情不好时，可以全身心投入自己的爱好中，这样有助于排解郁闷心情，让自己的心胸变得开阔明朗。

人无焦虑，百病不侵

思虑过多是一种病

要时常保持一种阳光、积极的心态，尤其注意不要思虑过多。思虑过多，一方面会导致体内的气不顺畅，另一方面还会伤脾，使其消化吸收营养物质的能力下降，从而影响气血的生成，加重气虚症状。

中医认为"思则气结"

忧、思、恼、怒都会伤脾，尤其是思影响最大。由于脾运化不好，容易引起气结，导致腹部胀满，从而出现气血不足、四肢乏力的症状，形成气郁，并进一步发展为血瘀、痰瘀。还会引起女性月经提前、延后，甚至闭经。

思虑过度，易使神经系统功能失调，消化液分泌减少，出现食欲缺乏、形容憔悴、气短、神疲力乏、心情郁闷等。思虑过度不仅伤脾，还会影响睡眠，日久则气结不畅，百病滋生。

情绪不好，就会引发脾胃系统的毛病

中医理论认为，五脏、五行、情志是对应的。其中，脾胃属土，脾主思。思虑过多，会使脾胃受损。孩子忧思过度，就会引发脾胃系统的毛病。

不求甚解，给自己宽心

日常生活中，如果遇到"百思不得其解"的事情，最好不要去"解"它，因为越"解"越不顺，最终可能导致"气结"。人的一生不可能一帆风顺，因此，不妨学习一下陶渊明"不求甚解"的态度，让自己尽量心宽一些、豁达一些。

压力大，容易长白发、脱发

中医理论说，肾藏精，其华在发。如果肾精充足的话，首先头发不容易掉，其次头发不容易变白。原因很简单，相对于白发来讲，黑发需要的营养更多。所以，早晨起来一梳头，掉的都是黑头发，恼人的白头发反而长得很结实。

肾精不足是白发、掉发的首要问题

中医说，黑色入肾。因此，当肾精不足的时候，第一个肯定要牺牲末梢的东西——头发。另外，年轻人容易出现白头发，原因很简单，年轻人工作、生活压力大，伤精耗神，很容易肾精不足。古人伍子胥一夜白头的故事就很典型，从侧面说明了伤精耗神对头发的影响。所以，肾精不足是白发的主要原因，调理的根本方法还是要补益肾精。

黑芝麻打米糊，白发、脱发能搞定

《本草纲目》说，服黑芝麻百日能除一切痼疾。一年身面光泽不饥，二年白发返黑，三年齿落更出。吃黑芝麻可以不拘形式，关键是如何好好吃进去，大家可以尝试黑芝麻米糊的做法。

材料： 黑芝麻 20 克，红枣 10 克，大米 50 克。

做法： 用豆浆机打成米糊。

用法： 早餐饮用。

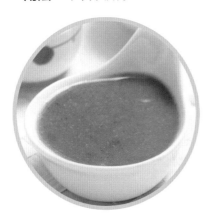

养生热点　专家答疑

Q：保持心情舒畅，对保护脾胃有什么良好作用？

A：中医说肝郁脾虚，也就是木克土。心情不好会直接导致消化酶分泌的异常，造成消化功能障碍，所以要保持心情舒畅，进而保护我们的脾胃。

镇静、宁心、安神，首选桂圆

焦虑是一种情绪，而且是每个人都会有的正常情绪。适度焦虑对人有益，可督促人尽快克服障碍，避免麻烦。然而，过度焦虑就会适得其反。它让人沉浸在焦虑中不能自拔，而不是振作精神积极去做有意义的事情。焦虑不可怕，可怕的是不停地焦虑，如果再严重一些，还会导致焦虑症。对于经常出现的焦虑情绪，可以用桂圆茶或桂圆粥来调理。

桂圆可补益心脾，养心安神

桂圆有滋补、强体、补益的作用。在医学典籍《饮膳正要》中对龙眼是这样评价的："主治五脏邪气，安志厌食，补益心脾，养血安神。"现代医学研究证明，龙眼里含有一种腺苷酸，对于焦虑症状有明显抑制效果，所以能起到镇静、安神、宁心的功效。

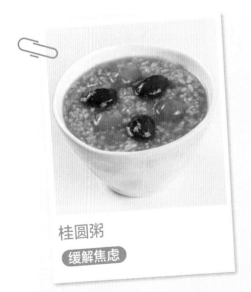

桂圆粥
缓解焦虑

材料： 桂圆肉 20 克，糯米 100 克，红枣 10 枚。

调料： 红糖 5 克。

做法：

1 糯米洗净，用水浸泡 1 小时；桂圆肉洗净；红枣洗净，去核。

2 锅内加适量清水烧开，加糯米、桂圆肉、红枣，大火煮开后转小火煮 40 分钟，加入红糖搅匀即可。

用法： 空腹饮用，每日 2 次，每次 1 碗，10 天为一个疗程。

功效： 适用于体弱贫血、久病体虚、女性产后焦虑、失眠等症状。

劳心太过，导致心脾气血不足，服用桂圆红枣猪心汤

人心神不宁的一个主要特征就是失眠，睡觉不安宁、不踏实。中医认为，失眠主要是心气虚、心血亏损引起的，当以调补心神为主要方式。

桂圆红枣猪心汤，可补血养心、治失眠

桂圆红枣猪心汤有补血养心、健脾益气、宁心安神、健脑益智的功效，对失眠、缺乏食欲、健忘有很好的调理功效。

如何去除猪心的异味

猪心通常有股异味，如果处理不好，菜肴的味道就会打折扣。可以在买回猪心后，在少量面粉中"滚"一下，放置1小时左右，再用清水洗净，这样烹饪出来的猪心可以减少异味。

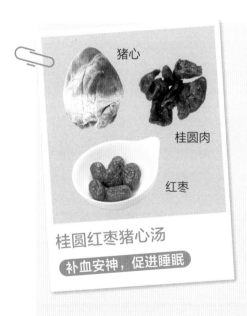

猪心

桂圆肉

红枣

桂圆红枣猪心汤

补血安神，促进睡眠

材料： 猪心1个，桂圆肉5克，红枣10枚。

调料： 姜3片，盐、料酒各适量。

做法：

1 锅里放水烧开，放姜片，加料酒。

2 猪心切薄片放入锅中焯水，洗干净。

3 把红枣、桂圆肉、姜片和猪心放进炖盅，放水，隔水炖3.5小时，吃前放盐调味。

用法： 每周食用3~4次。

功效： 三者配合主治心悸失眠、自汗、精神恍惚等病症。高血脂者慎吃。

酸枣仁莲子粥，安神除焦虑

中医认为，人有七情，属于精神活动范围，包括喜、怒、思、忧、悲、恐、惊，它们都与人的五脏密切相连。人体的阴阳处于平衡状态，脏腑等器官生理功能才会正常。正常的情绪波动不会危害人的健康。但剧烈的情绪变化或长期处在消极情绪状态中，就会使人体阴阳平衡的状态失调，导致人的气血循环紊乱。

焦虑常因多思引起

如果遇到百思不得其解的事情，非要去思，容易使脾脏气血受损。《黄帝内经》说"思伤脾"。过度深思远虑，会使脾气郁结，脾脏气血运行不畅，运化功能失调，就会导致腹部胀满、不思饮食、消化不良等现象。

莲子、酸枣仁，养心神、抗焦虑

莲子有养心安神、促进睡眠的作用；酸枣仁可以清肝火、养心神。两者一起煮粥，对改善睡眠很有益处。

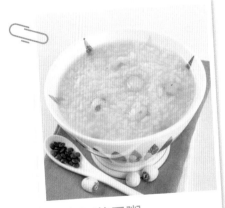

酸枣仁莲子粥

安定心神，除焦虑

材料： 去芯莲子 30 克，酸枣仁 10 克，大米 80 克。

做法：

1 酸枣仁用纱布包好，同洗净的大米、莲子一起入开水锅煮粥。

2 粥好以后，将酸枣仁去掉即可。

用法： 每天早或晚饮用，一周饮用 2~3 次。

功效： 安定心神，清除心火，改善睡眠。

第三章

根除现代人高发慢性病的病源：浊、瘀、火、毒

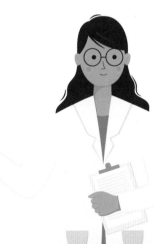

血脂异常、糖尿病、痛风的罪魁祸首：体浊阻滞，运化不畅

湿浊使脾胃运转排泄不及时，造成血脂异常

血脂异常是一种全身性疾病，是指血液中的总胆固醇、甘油三酯过高或高密度脂蛋白过低，其主要危害是导致动脉粥样硬化，进而引发众多的相关疾病，其中最常见的是冠心病。此外，血脂异常还是引发脑卒中、心肌梗死、心脏性猝死的危险因素。

血脂异常的主要症状

血脂异常早期并无明显症状，可能有反复发作的腹痛、头晕，可见皮肤、黏膜上有黄色瘤，患者多肥胖。

脾失健运、痰浊内生就会导致血脂异常

中医认为，血脂异常的一个重要病因就是平时喜欢吃肥甘厚味，导致脾失健运、水谷不化，痰浊内生而引发此病。所以，要从饮食中控制血脂异常，就要减少脂肪和胆固醇的摄入量。

减少脂肪的摄入量，尽量不吃猪油、肥肉、黄油等食物；限制胆固醇的摄入量，每日胆固醇摄入量不超过 300 毫克，少吃动物内脏、蛋黄等富含胆固醇的食物。

活血化瘀改善血液流动，可调节血脂

人的血液循环通畅，身体才会健康。如同河流里的泥沙或垃圾，会导致河道堵塞，影响河水的正常流动。血液也是这样，如果血液处在高凝状态或血流迟缓，血管壁不光滑，就会使得血液流通不畅、阻滞，血脂在血管壁凝固，从而导致血脂异常，所以活血化瘀很重要。

如何判断自己体内是否有瘀血阻滞

体内瘀血阻滞的表现是：身体特定部位疼痛，痛处固定，以刺痛为主。

主要表现为：头痛、头晕、失眠、健忘；胸闷、胸痛、心悸；肢体麻木、发凉、疼痛；女性月经不调、痛经等。

在体征上表现为：面色发黑、无光泽；口唇、舌头颜色紫暗；皮肤干枯、粗糙、瘙痒；体内有肿块，疼痛且长期不能缓解。

活血化瘀特效食物

黑木耳	益气强身、滋肾养胃、活血。黑木耳能抗血栓、降血脂、抗脂质过氧化，从而降低血液黏稠度、软化血管，使血液流动通畅	
洋葱	温阳活血，洋葱中含有的葱蒜辣素，能抗血小板聚集，能降低外周血管阻力和血液黏稠度，并能使血压降低	
生姜	性温，味辛。生姜能降低胆固醇、血糖、血液黏稠度，预防心脑血管堵塞	
鱼	鱼类含有对抗血液凝固和血栓形成的 EPA（二十碳五烯酸）、DHA（二十二碳六烯酸）两种不饱和脂肪酸，吃鱼能有效预防心脑血管病	
玉米油	含有丰富的亚油酸、亚麻酸等必需脂肪酸，对于调节血脂、软化血管、防止血栓形成有辅助作用	

鲫鱼冬瓜汤，祛湿健脾、降血脂

中医认为，血脂异常主要的调理方式是健脾祛湿，通过提升脾的运化力，祛除体内的湿浊，使血脂变得正常。鲫鱼冬瓜汤，就是一款很好的食疗方。

鲫鱼搭配冬瓜，健脾利水控血脂

鲫鱼味道鲜美、肉质细嫩，具有温胃进食、除湿的功效。鲫鱼所含蛋白质为优质蛋白质，容易被人体消化吸收。常吃鲫鱼，可以调节血脂，控制肥胖。冬瓜性微寒，味甘，有清热解毒、清胃降脂的功效。鲫鱼与冬瓜搭配，很适合健脾祛湿、调节血脂。

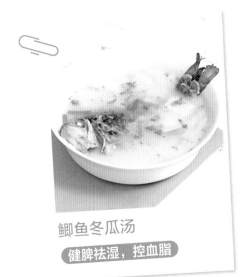

鲫鱼冬瓜汤

健脾祛湿，控血脂

材料： 鲫鱼 300 克，冬瓜 150 克。

调料： 盐、葱段、姜片、香菜末、植物油各适量。

做法：

1 鲫鱼去鳞、鳃和内脏，洗净，控水；冬瓜去皮除瓤，洗净，切成薄片。

2 植物油烧热，先下葱段、姜片，待爆出香味时，放入鲫鱼煎至两面黄时，加盐后加 3 大碗凉水煮沸。

3 盛入砂锅内，加冬瓜片，小火慢煨约 1 小时，至鱼汤呈奶白色，放入香菜末即可。

用法： 佐餐食用，食鱼肉、喝鱼汤。

功效： 健脾除湿，控血脂。

艾灸神阙、足三里，可有效调控血脂

在神阙、足三里穴上艾灸，有活血通络、补阳益虚的功效，可以消瘀化滞，调节血脂水平。

艾炷隔姜灸神阙穴

精准取穴： 位于肚脐的正中央。

取穴原理： 神阙与藏先天之精的两肾命门联系紧密，而衰老始于肾衰，血脂异常皆因肾阳不足、命门火衰、代谢产物堆积为瘀。艾灸神阙穴可培益肾阳，可化解高脂血症之瘀滞。

方法： 选择新鲜的姜，切成 0.3 厘米厚的薄片，在姜上扎小孔。把姜片放在神阙穴上，然后将艾炷放置在姜片上，点燃，每次小心施灸 5～10 分钟。

功效： 温补肾阳，化瘀去滞。

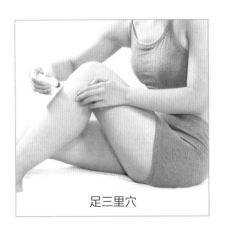

神阙穴

艾条温和灸足三里

精准取穴： 位于小腿前外侧，外膝眼下 3 寸。

取穴原理： 中医认为，调理血脂异常需要健脾和胃、行气运中，取足三里穴有增强脾胃运化，使气机畅通的功效。

方法： 点燃艾条，对准足三里穴，距离皮肤 1.5～3 厘米处，温和施灸 15～20 分钟。

功效： 疏通气血，增强脾胃功能。

足三里穴

过食肥甘厚味，升高血糖没商量

为什么古代人得"消渴病"的不多，而今糖尿病却是威胁人类健康的难题呢？原因之一就是，现代人大多吃得太丰盛，肠胃超负荷运转。因此，在饮食中应提倡少荤多素。

糖尿病患者应吃哪些素食

在日常生活中，糖尿病患者可以多吃一些南瓜、洋葱、豌豆，主食可以吃些燕麦、玉米等粗粮。

糖尿病患者可以适量吃两种"药"

有两种"药"糖尿病患者可以适量吃，一是山药，二是南瓜。山药外皮入脾胃，内肉入肺，味甘淡，有补气、调控血糖的功效。南瓜色黄，直接入脾，能够保护胰脏、预防糖尿病，是很好的食物，最好连皮一起吃。

糖尿病患者适宜多吃粗粮杂粮

糖尿病患者在饮食上，适宜吃大豆及其制品和粗杂粮（如莜麦面、荞麦面、燕麦片、玉米面等，既有利于降糖降脂，又能减少饥饿感）；不宜吃易使血糖迅速升高的食物，如各种糖类、果汁、冰激凌、糕点、蜂蜜、巧克力等。

适合糖尿病患者的素食搭档

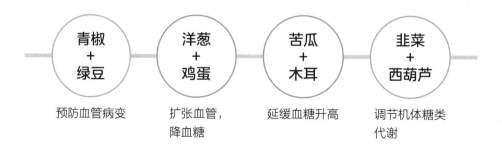

青椒 + 绿豆	洋葱 + 鸡蛋	苦瓜 + 木耳	韭菜 + 西葫芦
预防血管病变	扩张血管，降血糖	延缓血糖升高	调节机体糖类代谢

益气健脾是控制糖尿病的杀手锏

中医认为，糖尿病是脾气亏虚引起的，只要把脾养好，就能够控制糖尿病。

在中医里面，糖尿病属于消渴症的范畴，顾名思义，就是患者总是有一种口渴的感觉。明人李曾在《医学入门·消渴》中明确指出："养脾则津液自生。"因此，将益气健脾作为治疗糖尿病的一项基本法则。而从《易经》的角度来解释，糖尿病的产生机理是脾虚。因此，通过益气健脾来控制糖尿病是可行的。

南瓜麦冬一起煮粥，健脾止渴，缓解糖尿病症状

南瓜有健脾益气的作用，麦冬可滋阴润燥，南瓜和麦冬一起搭配煮粥，可以强健脾胃，对于糖尿病引起的口渴症状有缓解作用。

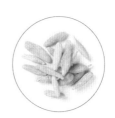

麦冬
清心除烦，养阴润肺，益胃生津

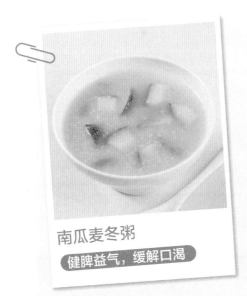

南瓜麦冬粥

健脾益气，缓解口渴

材料： 青嫩南瓜 250 克，麦冬 10 克，小米 50 克。

做法：

1 南瓜洗净，切小块；麦冬、小米洗净，沥干水分。

2 锅内加入清水、南瓜块，大火煮沸后转小火煮至六成熟；加入洗净的小米，煮沸后加入麦冬，充分拌匀，熬煮至小米熟即可。

功效： 此粥含糖量比较低且含丰富的果胶，可滋阴补肾、健脾止渴、控血糖，适合糖尿病患者食用。

山药炖猪肚，改善糖尿病引起的口渴

中医把糖尿病称为"消渴病"。什么叫消渴病呢？因为脾肾功能不好，不能产生足够的津液，中医把津液称作"琼浆""玉露"。肾是先天之本，脾是后天之本，而津液就是源于人的这两个根本，它们像自然界的雨露一样，滋养着人的五脏六腑。脏腑得不到灌溉和滋润，虚火上升，人就会经常感到口干口渴。

山药和猪肚都有温脾益肾的功效。以山药和猪肚煲汤饮用，可以调理脾肾不足引起的糖尿病口渴症状。这道汤四季都可以饮用，尤其适合冬季暖胃。

山药炖猪肚，健脾肾解消渴

中医认为，山药可益气养阴、补脾肺肾，为常用的利水渗湿药；猪肚性温、味甘，主要含蛋白质、脂肪等，具有补脾益胃、安五脏、补虚损的作用。两者在一起炖食，可以改善脾虚引起的消渴。

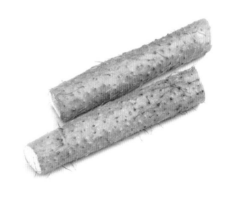

三招教你挑选营养丰富的山药

① 看表皮	② 手握山药	③ 看横切面
优质的山药表皮无异常斑点，掰开后断面呈雪白色，带黏液。如果有异常斑点，可能已经感染病害，食用价值就降低了。	挑选时，可以用手握住山药几分钟，如果山药"出汗"，就是受冻了，不宜选购。如果山药发热，则是未受冻的。	切开山药。如果横切面肉质呈雪白色，说明是新鲜的；如果呈黄色，似铁锈，有硬心且肉色发红，或横切面黏液已化成水，都不要购买。

清蒸茶鲫鱼，健脾祛湿辅助治疗糖尿病

中医认为，脾虚湿困容易导致脾阳不足，从而引发糖尿病。绿茶蒸鲫鱼有健脾祛湿的功效，常吃可以缓解糖尿病引起的疲乏、消渴。

鲫鱼绿茶，健脾祛湿、调节血糖

鲫鱼富含优质蛋白质，易于消化吸收，有助于健脾利湿、和中开胃、活血通络；绿茶有较好的降血糖效果，因为绿茶中既含有能促进胰岛素作用的物质，又含有能除去血液中过多糖分的多糖类物质。

鲫鱼清蒸或炖汤营养最佳

鲫鱼清蒸或煮汤营养效果最佳。用鲫鱼与豆腐搭配炖汤，可补钙壮骨。鲫鱼与猪肉、香菇等同烧，既调节血糖，又美味可口。

清蒸茶鲫鱼
健脾除湿，缓解消渴

材料： 活鲫鱼1条，绿茶10克。

调料： 葱5克，姜3克，红椒4克，盐5克，料酒4克，蒸鱼豉油10克，蚝油15克、植物油少许。

做法：

1 活鲫鱼去鳞、肠、鳃后洗净，姜切片，葱、红椒切丝。
2 绿茶放入茶杯中泡开，过滤出茶汤。
3 茶汤中加盐、料酒，放入鲫鱼浸泡10分钟。
4 盘底铺上姜片，放上鲫鱼。
5 将泡过的茶叶放入鲫鱼腹内。
6 上锅清蒸，约10分钟出锅，倒掉蒸出的汤汁，在鱼上撒葱丝、红椒丝。
7 锅中放入少许植物油，加热后放入蒸鱼豉油、蚝油烧热，离火，淋在鱼上即可。

用法： 佐餐食用。

功效： 可改善糖尿病患者口渴多饮等。

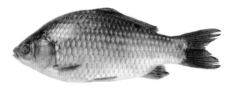

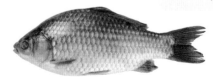

按摩地机穴，每天3分钟调理糖尿病

我们每个人的身体上都有一个调控糖尿病的特效妙药，这就是地机穴。经常按摩此穴，既能判断自己是否得了糖尿病，又可以调控血糖。

地机穴"藏"在哪儿

地机穴是足太阴脾经上的穴位，位于小腿内侧，阴陵泉与三阴交的连线上，阴陵泉下3寸。

按揉地机穴，尽早发现糖尿病

按揉地机穴3~5分钟，如果感到疼痛不舒服，且舌苔出现很明显的标志：舌苔厚腻、中间还有一条黑色的线，那多半就是患糖尿病的前兆了。

如果再有这些症状：快速消瘦，或者总感到口渴喝水多，或者尿比较多，有泡沫，或者容易饿，饭量比以前大许多。这时候，你就要去医院查血糖了。

点压地机穴，高血糖手到病除

地机穴不仅能帮你识别是否患上糖尿病，时常按揉还会让高血糖手到病除。等到有一天，按揉穴位时不再疼痛了，你去医院做检查，可能会惊喜地发现，血糖明显降了。

按摩方法：用食指垂直向下点压地机穴3分钟，力度稍轻。可健脾祛湿、调控血糖。

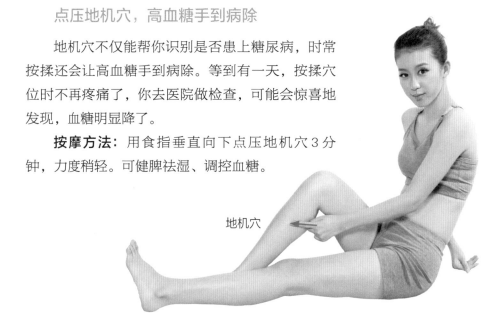

地机穴

散散步、做做操，轻松降血糖

改善糖代谢、降低血糖，能增强体质，防治糖尿病引起的心脑血管并发症。

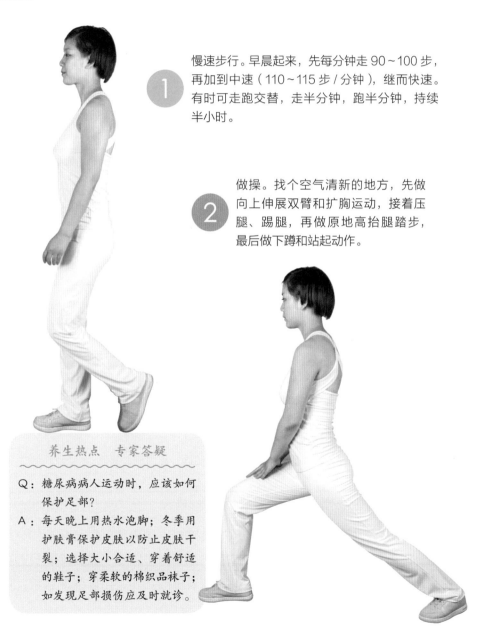

1 慢速步行。早晨起来，先每分钟走 90~100 步，再加到中速（110~115 步/分钟），继而快速。有时可走跑交替，走半分钟，跑半分钟，持续半小时。

2 做操。找个空气清新的地方，先做向上伸展双臂和扩胸运动，接着压腿、踢腿，再做原地高抬腿踏步，最后做下蹲和站起动作。

养生热点 专家答疑

Q：糖尿病病人运动时，应该如何保护足部？

A：每天晚上用热水泡脚；冬季用护肤膏保护皮肤以防止皮肤干裂；选择大小合适、穿着舒适的鞋子；穿柔软的棉织品袜子；如发现足部损伤应及时就诊。

秽浊不除，尿酸不降，痛风不减

中医认为，痛风主要是由于脾胃虚弱，再加上饮食不节制，更会损伤脾胃，使得脾胃运化失调，产生湿浊，外注皮肤、肌肉、关节，内留脏腑，从而引发痛风。调理痛风，以健脾祛湿、降尿酸为主要手段。

痛风的症状及主要危害

痛风的主要症状表现为：关节红、肿、热、痛，甚至影响活动。

不控制痛风对人体危害很大，可以损害到关节、肾脏，是心血管病潜在危险因素。

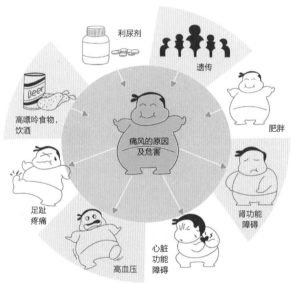

原因：高嘌呤食物、利尿剂、遗传、肥胖
危害：肾功能障碍、心脏功能障碍、高血压、痛风

健脾除湿，缓解痛风症状

中医认为，健脾除湿是缓解痛风的突破口。增强脾脏的运化功能，可以促进体内尿酸代谢，从而缓解痛风症状。平时可以吃一些健脾除湿的食物，如薏米、冬瓜、燕麦、陈皮等，另外适量的运动，可以强健脾胃，促进嘌呤代谢，改善痛风症状。

痛风为什么总喜欢在夜间发作

痛风的发作与温度、血液循环等因素相关。不少人经常在晚上发作痛风。

痛风晚上发作，主要和气温低有关

痛风在晚上发作，主要与晚上的气温降低有关。因为痛风主要是由于嘌呤代谢异常引起的血尿酸升高，尿酸超过一定的浓度形成尿酸盐结晶，沉积于关节而诱发的痛风，表现为关节的红肿、热痛。痛风发病初期，一般以下肢关节为主。痛风发作的诱因主要与温度，以及尿酸的浓度、局部的血液供应等相关。所以，痛风患者一般在晚上会发作。

痛风发作时，该如何缓解

第 1 招　局部冷敷
当痛风发作时，可以使用冰袋或冰矿泉水来冷敷疼痛关节 30 分钟左右。冷敷可有效减轻炎症和疼痛。

第 2 招　抬高下肢
当痛风发作时，疼痛区域通常会出现水肿，因此可以抬高下肢减轻水肿。例如，睡觉时在脚下垫一个枕头，或者缩短下床时的站立时间。

第 3 招　多喝水
多喝水，可以促进尿酸排出，还可预防尿路结石。

第 4 招　控制饮食
一种是绝对禁酒，另一种是减少高嘌呤食物的摄入量。酒精和高嘌呤食物的摄入会增加尿酸并出现痛风的可能。

第 5 招　外敷药
黄芪、大黄、黄柏各 15 克，山栀子、野菊花各 10 克，蜂蜜适量。将三黄和山栀子捣碎，加入适量的蜂蜜，最后与野菊花水混合。可缓解痛风引起的关节肿胀和疼痛。

赤小豆薏米糙米饭，健脾利尿、降尿酸

中医调理痛风，以健脾利尿为主要思路。通过脾胃运化水湿，促进尿酸排泄，可以达到缓解痛风症状的作用。痛风症状，可以通过食疗方式改善。

赤小豆、薏米、糙米，健脾利湿三件宝

湿邪是造成痛风的根本，而赤小豆、薏米、糙米是治湿邪最好的药。赤小豆有明显的利水、消肿、健脾胃的功效；薏米和糙米可以健脾渗湿，促进水谷运化，增强代谢功能。赤小豆、薏米、糙米一起搭配食用，健脾利湿的功效更好，更能促进尿酸的排泄。

养生热点　专家答疑

Q：薏米和赤小豆的消肿功效，体现在哪些方面？

A：薏米和红豆的"消肿"作用很强。我们不要以为肿就是水肿。身体发福也是肿，叫作体态臃肿。在中医看来，肥胖也好，水肿也好，都意味着体内有湿。水液不能随气血流动，滞留在人体细胞之间，使人体迅速膨胀起来。所以，薏米和赤小豆等健脾利湿的食物就派上了用场。

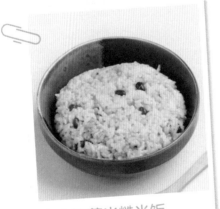

赤小豆薏米糙米饭

健脾利尿，降尿酸

材料： 糙米 80 克，薏米 50 克，赤小豆 40 克。

做法：

1 薏米、糙米、赤小豆分别淘洗干净，用清水浸泡 2~3 小时。

2 把薏米、赤小豆和糙米一起倒入电饭锅中，倒入没过米面 2 个指腹的水，盖上锅盖，按下"蒸饭"键，蒸至电饭锅提示米饭蒸好即可。

用法： 晚间食用，每周 2~3 次。

功效： 健脾利湿，促进尿酸代谢，缓解痛风。

百合粳米粥，缓解痛风症状

百合粳米粥，顾名思义，就是用百合以及粳米等食材共同熬制而成的一种粥。这种粥，除了可以为人体补充特定的营养元素，提高人的免疫力之外，还可以调理痛风症状。

百合 + 粳米，除湿、健脾，促进尿酸排泄

百合中含有一种秋水仙碱的成分，这种成分能够起到抗炎镇痛的作用，有利于缓解痛风引起的关节疼痛和关节肿胀；粳米具有渗水利湿的功效，可以促进尿酸排泄。

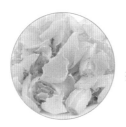

干百合
抗炎镇痛

粳米
健脾利湿
促进代谢

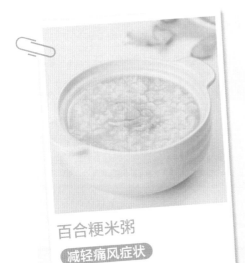

百合粳米粥
减轻痛风症状

材料： 干百合 10 克，粳米 50 克。

调料： 冰糖适量。

做法：

1. 将粳米淘洗干净，用温水浸泡半小时；干百合洗净后，用温水浸泡20 分钟。

2. 锅置火上，加入适量的清水，大火烧开，放入粳米，待水煮开后，转为小火煮 10 分钟，加入百合，煮至黏稠，加入冰糖调味即可。

用法： 早晚服用。

功效： 健脾利湿，排尿酸。

艾灸脾俞、昆仑穴，降尿酸治痛风

艾灸脾俞和昆仑穴位，可以祛除体内的湿气，强健脾胃，促进尿酸代谢，改善痛风症状。

隔姜艾灸脾俞穴

快速取穴： 在背部，当第 11 胸椎棘突下，旁开 1.5 寸。

艾灸方法： 选择新鲜的姜，切成 0.2 ~ 0.3 厘米厚的薄片，在姜上扎小孔。把姜片放在脾俞穴上，将艾炷放置姜片上，点燃艾炷，小心施灸。每次灸 10 ~ 15 分钟。

功效： 健脾祛湿，促进代谢。

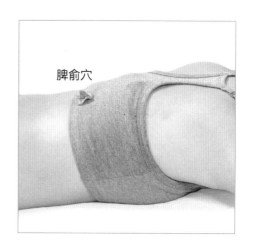

脾俞穴

艾炷灸昆仑穴

快速取穴： 外踝尖和跟腱之间的凹陷处。

艾灸方法： 把艾炷放在昆仑穴上，点燃艾炷，小心施灸。每次灸 10 ~ 15 分钟。

功效： 促进尿酸代谢。

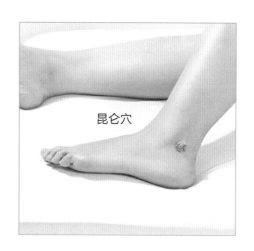

昆仑穴

瘀是心脑血管的大敌，调补气血防冠心病

气血瘀滞困扰心包经，常会诱发冠心病

冠心病是由于某些因素导致冠状动脉粥样硬化、循环障碍，使心肌缺血、缺氧而引起的一种心脏病。中医属"胸痹""心痛""胸痛"范畴。气血瘀滞困扰心包经，使周身血液循环不顺畅，就会诱发冠心病。

为什么冬季对冠心病患者影响很大

寒冷的冬季对冠心病患者的影响很大，也因此，每年11月份至次年1月份是心脏病的高发季节，而北方冠心病的发病率也明显高于南方。低温刺激可引起体表小血管的痉挛收缩，动脉血管的收缩与舒张发生障碍，使血流速度变缓，不能完成正常循环功能。为了进行功能补偿，心肌必须加强工作以维持正常血流速度，这势必加重心脏的负担。

常喝丹参绿茶，可活血化瘀、保护心脏

丹参3克，绿茶5克。两者一起放入杯中，冲入沸水闷泡3~5分钟后即可饮用。可活血化瘀、养护心脏。

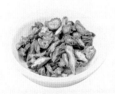

丹参
活血化瘀，通经止痛

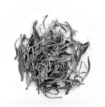

绿茶
降血压，呵护心血管

气滞就会血瘀，玫瑰佛手茶消滞化瘀

中医认为，气血是人的生命基础。气血充沛，则经脉畅通，不容易被慢性病盯上。气血亏虚或运行不畅，是百病之源。因为气运行不利，常会引起血液的运行瘀滞，血流缓慢就会使心脑血管逐渐瘀堵，从而引发心脑血管疾病。

理气消滞，玫瑰佛手效果好

玫瑰花是一种珍贵的药材，调和肝脾，理气和胃，在《本草纲目》中有记载。玫瑰花气味芳香，既能疏肝理气而解郁，又能活血散瘀，有柔肝醒脾、行气活血的作用，主要适合肝胃不和所致的胁痛脘闷、胃脘胀痛。佛手为芸香科植物佛手柑的果实，其味辛、苦、酸，性温，香气浓郁，有和中理气、消痰利膈的功效，主治胃痛胀满、痰饮咳嗽、呕吐少食等。方中佛手既可助玫瑰花之力，又能行气导滞、调和脾胃。二物合用，有疏肝解郁、宽中理气的效果。

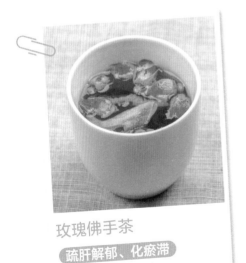

玫瑰佛手茶
疏肝解郁、化瘀滞

材料： 玫瑰花5克，佛手5克。

做法： 将玫瑰花、佛手一起放入瓷杯或玻璃杯中，冲入沸水，浸泡10分钟，即可饮用。每天1杯，随喝随泡。

用法： 感觉心胸憋闷时饮用。

功效： 补中理气，消痰利膈，主治两胁胀满、肝郁气滞等。

山楂红枣莲子粥，消滞化瘀保护心脏

中医认为，冠心病的发生与心、肝、脾、肾各脏器的盛衰关系密切。心的气血不足或肝的疏泄、脾的运化、肾的温煦滋养等生理功能失调，就会引起痰浊、瘀血、气滞、寒凝等病理产物阻塞心脉，使心脉不通、心失所养，容易导致冠心病发生。

山楂可活血化瘀，改善心肌缺血

山楂可活血化瘀，能防治心血管疾病，具有扩张血管、增加冠脉血流量、改善心肌缺血的作用，对心脏病有很好的防治作用。

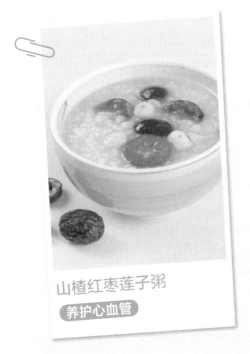

山楂红枣莲子粥

养护心血管

材料： 大米 100 克，山楂肉 50 克，红枣、莲子各 30 克。

调料： 红糖 5 克。

做法：

1 大米洗净，用水泡 30 分钟；红枣、莲子分别洗净，红枣去核，莲子去芯。

2 锅置火上，倒入适量清水大火烧开，加大米、红枣和莲子烧沸，等莲子煮熟烂后放山楂肉，熬煮成粥，加红糖搅拌均匀即可。

用法： 早晨或晚上睡前食用。

功效： 山楂可以增加冠状动脉血流量，对心肌缺血有一定作用；红枣能补中益气，养血安神；莲子有清心安神的功效。

胡萝卜炒木耳，保持心血管畅通

　　保持心血管畅通，是预防冠心病的有效途径。平时多吃一些对疏通心脑血管有效的食物，就能够很好地预防心脑血管疾病。

木耳、胡萝卜，疏通血管，防血栓形成

　　黑木耳中的多糖能够抑制胆固醇在血管壁上的沉积，防止动脉硬化和血栓的形成，减轻血液对血管壁的压力，起到降低血压的作用；胡萝卜中的 β – 胡萝卜素可以在体内转化成维生素 A，使血管保持畅通，两者一起炒食，对预防冠心病和心脑血管疾病有很好的作用。

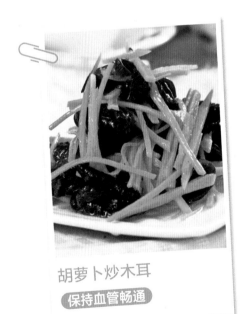

胡萝卜炒木耳

保持血管畅通

材料： 胡萝卜120克，水发木耳50克。

调料： 葱段、姜丝、料酒、盐、植物油各适量。

做法：

1　将胡萝卜、水发木耳洗净，去蒂，切成丝。

2　锅中放少量植物油，烧热后，用葱段、姜丝爆锅，烹入料酒，倒入胡萝卜丝、木耳丝煸炒，加盐和少许清水，稍焖，待熟后，出锅即可。

用法： 佐餐食用。

功效： 木耳对防治冠心病和肝病十分有益；胡萝卜中的 β – 胡萝卜素能够转化成维生素 A，可以保持血管畅通。

丝瓜炒猪心，补养心气，缓解胸闷

中医认为，心为君主之官。心气血不足容易导致惊悸、胸闷、怔忡、自汗、失眠等。调理当以调补心气，促进心脏血液循环为主。

猪心 + 丝瓜，补虚养心、活络化瘀

民间素有"以心补心"的说法，中医认为，猪心性平味甘咸，入心经，有补虚养心、安神定惊的功效，可调理心气血不足所致的惊悸、胸闷、怔忡、自汗、失眠等。并且猪心相对于其他动物的脏器来说，是很干净的内脏。它不像肝脏那样参与解毒，不像肾脏那样参与废物排泄，不像肠子那样污染物水平较高、胆固醇也较高，所以猪心是安全的食物。丝瓜味甘、性凉，入肝、胃经，通行十二经，可通经活络、活血化瘀。选择丝瓜与猪心合用，可以补养心气，化瘀活血，去除心胸憋闷。高胆固醇者少吃。

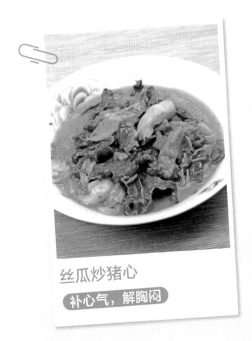

丝瓜炒猪心
补心气，解胸闷

材料： 猪心 500 克，丝瓜 200 克。

调料： 姜丝、植物油、生抽、盐、淀粉各适量。

做法：

1 丝瓜切片，猪心切片，加入姜丝、盐、植物油、淀粉、生抽腌制。

2 先把猪心爆炒一下。

3 加上丝瓜一起炒热。

4 撒上一点水，盖上盖子焖一下。

5 打开盖子翻炒几下，撒点盐，再翻炒几下即可出锅。

用法： 佐餐食用。

功效： 补养心气、清热利湿、缓解胸口憋闷。

内关穴，心脏的保护神

到过古都西安、开封的人都知道，古代都城有内城外城之分。内城住的是皇亲国戚、国之重臣，只有经过犹如关口的城门才能入内。人体也一样，它有一套完整的免疫系统，外邪想要入侵人体，就必须冲过重重关卡。而内关穴就是守护人体"内城"的关口，它时刻守护着我们的身体健康。

内关穴，守护心脏的重要关口

内关穴是手厥阴心包经上的穴位，是守护心脏的一个重要关口。经常按揉内关穴对心脏有很好的保健作用，对调治心、胃疾病以及神经性疾病都有明显的效果。如果有心动过速、心动过缓、期前收缩、心律不齐、心慌、胸闷气短、胸痛、心悸等症状，刺激内关穴，都能使症状得到一定改善，并且内关穴有双向调节作用。通过一定刺激，心动过速可以变慢，心动过缓可以变快。按压刺激内关穴可以使心境平复，睡眠改善。

内关穴在哪里

一手握拳，腕掌侧突出的两筋之间，距腕横纹 3 指宽的位置即内关穴。

内关穴的按摩方法

用一只手的拇指，稍用力向下点压对侧手臂的内关穴后，保持压力不变，继而旋转揉动，以产生酸胀感为度。

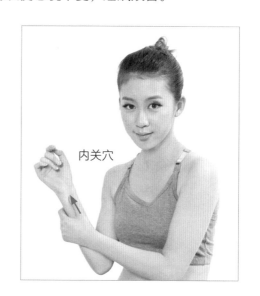

内关穴

肝火过大，很容易升高血压

很多高血压是肝阳上亢引起的

高血压，是指动脉血压持续等于或超过 140/90 毫米汞柱（mmHg）。根据高血压的病因，可分为原发性高血压与继发性高血压。

高血压的常见症状

高血压早期症状为：头晕、头痛、心悸、烦躁、失眠等。严重者不但头痛还伴有恶心、呕吐、眩晕、耳鸣、心悸气短、肢体麻木等症状，最终易导致脑卒中、猝死等现象。

肝阳上亢是怎么回事

肝阳上亢是中医常见的临床证型。病因主要是由于肝脏的阴血不足，同时由于情志原因，或者是疾病原因导致的肝气上亢。肝阳上亢的原因往往是阴虚，阴虚就会出现肝阳上亢。往往肝阳上亢的症状就是头晕、耳鸣，或者是头疼、视物昏花，同时还有口苦、口干，往往病人在这个时候脾气急躁，严重的时候肝阳上亢，会引发高血压，甚至引发脑卒中。

平抑肝阳是调控高血压的捷径

调控肝阳上亢引发的高血压，平抑肝阳为主要方法。对于肝阳上亢进行抑制，能够达到清肝热、安心神等一系列作用。多应用牡蛎、代赭石、石决明等药物，进行平抑肝阳，改善肝阳亢盛出现的症状。平抑肝阳的药物大部分具有降低血压的作用，同时配合其他药物，可以明显调理高血压所引起的相关并发症。

注：1 毫米汞柱（mmHg）=0.13 千帕
　　本书为便于读者阅读，均用毫米汞柱（mmHg）为单位。

菊花绿豆粥，平降肝火、控血压

对于肝阳上亢引起的高血压，可以常喝绿豆菊花粥，有清肝明目、降血压的功效。

绿豆搭配菊花，平肝降血压

绿豆富含蛋白质、膳食纤维及多种维生素和矿物质，可清热解毒、降血脂、降胆固醇、降血压；菊花有清肝明目、解毒消炎的功效。二者搭配煮粥，可以清热、平肝阳，帮助调控血压。

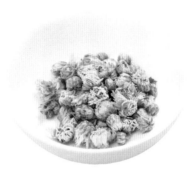

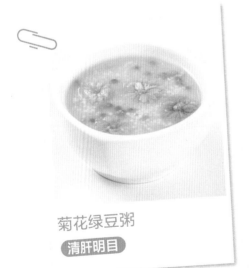

菊花绿豆粥

清肝明目

材料： 小米 80 克，绿豆 50 克，菊花 10 克。

调料： 冰糖适量。

做法：

1 绿豆洗净；小米淘洗干净；菊花用清水洗去浮尘，捞起来备用。

2 锅置火上，倒入适量清水大火煮沸；放入菊花煮 5 分钟，过滤取菊花汁加入绿豆；再次煮沸后，加入小米，大火煮 10 分钟后，改用小火煮 30 分钟至黏稠时，加冰糖调味即可。

用法： 早晚食用。

功效： 清肝明目，平抑肝阳。

每天按揉百会、神庭穴，
调治高血压、头晕、头痛

中医认为，头为精明之府、百脉之宗，是全身的主宰。对头部的百会、神庭穴进行按摩，会对血压产生调节作用。现代医学表明，对这两个穴位进行按摩不仅能调整微血管的舒缩作用，解除小动脉痉挛，还能疏通气血，调和阴阳，对预防和调理高血压有明显的作用。

按揉百会穴，开窍醒脑降压

精准取穴：在两耳尖连线与头正中线相交处。

取穴原理：百会穴位于头顶部正中央，是人体众多经脉汇聚的地方，是头部保健的重要穴位，它能够通达全身的阴阳脉络，连接大小经穴，是人体阳气汇聚的地方，有开窍醒脑、固阳降压的功效。

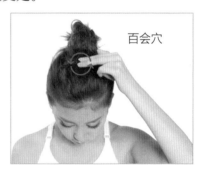

百会穴

按摩方法：手指紧贴百会穴呈顺时针旋转，每次做 36 圈。

功效：可以宁神清脑，降低血压。

按揉神庭穴，安神醒脑止眩晕

精准取穴：从眉心直上 3.5 寸。

取穴原理：神庭穴有清热散风、镇静安神的功效。经常按摩该穴，可使人的大脑更聪明，宁心安神。还可以调理高血压引起的失眠、眩晕、记忆力减退等。

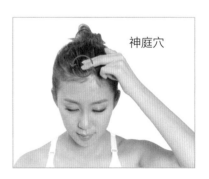

神庭穴

按摩方法：用拇指或中指以较强的力度点按神庭穴 10 下，再顺时针揉动 20 圈左右、逆时针揉动 20 圈左右即可。

功效：清热、镇静、安神。

排除体内毒，去疼痛、防癌症

高发癌病，都是体内之"毒"惹的祸

中医如何看待癌病的形成呢？《黄帝内经》说："夫百病之始生者，必起于燥湿、寒暑、风雪、阴阳、喜怒、饮食、居处。"这说明疾病形成的关键因素，离不开自然界六种气候（风、寒、暑、湿、燥、火）的影响，六气太过就会变成"六毒"伤人。

"六毒"致病的条件一：非其时，气候不寒反暖

随着全球气候变暖，近年来曾出现过多个"暖冬"。这意味着许多本来应该被冰冻的东西被释放出来，解冻了。

非其时，不是春天，可是气候却变暖了，有些东西被解冻了，就开始蠢蠢欲动，给了它们繁殖活跃的机会。那么，人体在这个时候会有什么改变呢？本来应该冷，我们腠理（皮肤、肌肉的纹理）应该收紧致密，但身体以为春天来了，毛孔开始松懈、张开，从而给了外邪提供了进入身体的机会。这就是暖冬的致病因素。

"六毒"致病的条件二：天气稍暖，突然又降温下雨，导致阴寒伤人

天气开始稍微变暖了，但是寒流随时会来，又是降温，又是连续下雨。当你在冬天感觉不到冷，而是有点像春天来了，就是身体毛孔打开的时候，突然又降温下雨，天气阴冷，这个时候阴寒之气就侵入你的身体中。湿、寒、温都是外界气候的变化，是外界环境的一种状态，也可能成为致病因素。

知道了"六毒"致病的条件后，我们就要尽量保护好自己。比如说冬天应该冷却暖的时候，就不要过量运动，不要让自己处于那种大汗淋漓的状态。就像有人发热了，问他为什么会发热，他说："晚上锻炼身体，出了许多汗，结果受风了。"这就难怪了，大冬天的，他把自己纳入夏天的格局，挥汗如雨，然后寒风吹来，他就受风了。因此，大家首先别在冬天把自己的身体变成夏天的格局，否则一旦受风、受寒，身体就会抵抗不住，会出许多问题。

全身莫名疼痛多，刮痧除邪疼痛解

刮痧能够疏通经络、活血化瘀、舒筋理气、祛风散寒，是祛除全身莫名疼痛的好办法。

刮痧对疼痛的好处

刮痧是传统的自然疗法，它以中医经络理论为基础，用牛角、玉石、火罐等在皮肤相关部位刮拭，以达到疏通经络、活血化瘀的目的。刮痧时，用刮痧板蘸刮痧油反复刮动、摩擦患者皮肤，以使经络穴位充血，改善局部微循环，是祛除邪气、疏

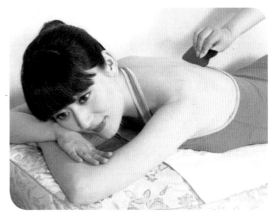

通经络、祛风散寒、清热除湿、活血化瘀、消肿止痛的方法，有扶正祛邪、防病治病的作用。

生活中，有不少人经常出现全身疼痛感，却找不到具体的原因。这就可以试试刮痧，祛除身体的病邪，让疼痛消失。

刮痧可拯救颈椎和腰椎

当今社会人们经常面对电脑，工作时坐着不动，颈椎的问题也越来越突出。在中医看来，颈椎、腰椎的疼痛，大多是由风、寒、湿邪，或者由内生痰湿瘀血等邪气侵袭机体，导致相应部位经络受阻不通引起的。中医认为"不通则痛"，只有让瘀阻的经络变通畅，疼痛才会消失。

中医疏通经络的方法很多，刮痧一次性便能够兼顾很多穴位，也更有利于经脉中邪气毒素的排出。因此，刮痧更适合刮除导致全身疼痛的邪气。

督脉和膀胱经：止痛最佳的经脉

在实际调理中，并不是胳膊麻、胳膊痛就刮胳膊，腿无力、腿痛就刮腿，而是通过刮后背就能够缓解胳膊、腿等处的疼痛症状，这是因为背部有两条很重要的经络：一条是督脉，另一条是脊柱两侧的膀胱经。

刮督脉能够振奋阳气

督脉起于面部，贯穿整个脊柱，主管头脑、五官和四肢，像

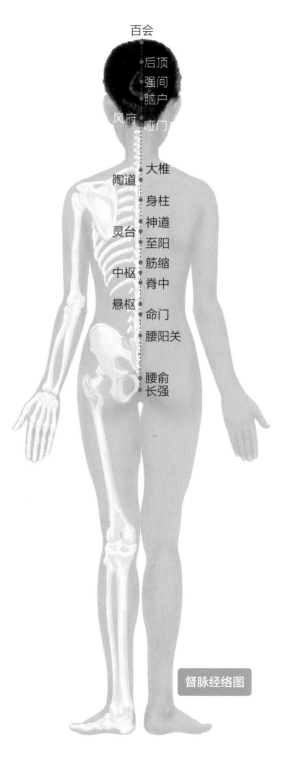

百会
后顶
强间
脑户
风府
哑门
大椎
陶道
身柱
神道
灵台
至阳
筋缩
中枢
脊中
悬枢
命门
腰阳关
腰俞
长强

督脉经络图

72

一般的后背疼痛、胳膊麻、腿无力等都是因为督脉受邪引起，刮督脉能够振奋阳气、调节气血、排除病邪毒素。

刮膀胱经可以抵御外界风寒入侵

膀胱经是人体的排毒通道，也是身体抵御外界风寒的重要屏障，如果这条经络通畅，内毒及时排出，外邪就难以入侵。膀胱经上又有许多俞穴，是气血输注的通道，刮拭膀胱经就能够调理内脏。

背部刮痧的顺序

背部刮痧，要由上向下刮拭：先刮后正中线的督脉，再刮两侧的膀胱经和夹脊穴。肩部应从颈部分别向两侧肩峰处刮拭。

整体刮痧的顺序

整体刮拭时，要按自上向下的顺序：

先头部、背部、腰部（或胸部、腹部），后四肢，可根据病情决定刮拭的先后顺序。每个部位一般先刮阳经，再刮阴经，先刮拭身体左侧，再刮拭身体右侧。

1. 关元俞
2. 小肠俞
3. 膀胱俞
4. 中膂俞
5. 白环俞
6. 上髎
7. 次髎
8. 中髎
9. 下髎

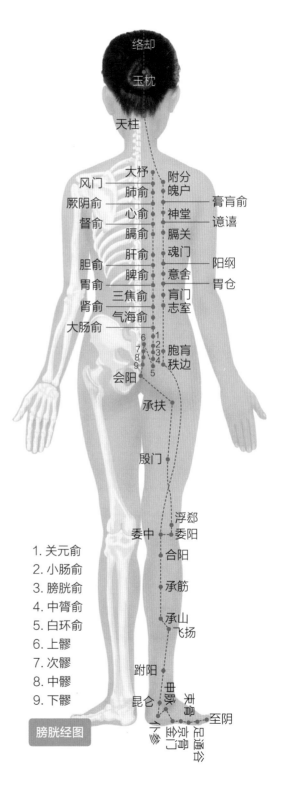

络却
玉枕
天柱
大杼
风门
厥阴俞
肺俞
心俞
督俞
膈俞
肝俞
胆俞
脾俞
胃俞
三焦俞
肾俞
气海俞
大肠俞
附分
魄户
神堂
膈关
魂门
意舍
肓门
志室
膏肓俞
谵语
阳纲
胃仓
胞肓
秩边
会阳
承扶
殷门
浮郄
委中
委阳
合阳
承筋
承山
飞扬
跗阳
昆仑
束骨
足通谷
京骨
仆参
申脉
金门
至阴

膀胱经图

73

痰毒，肺癌的罪魁祸首

痰毒是肺癌的导火索。正常人早晨起来时有一点儿痰，但有的人一天都在吐痰，这说明有痰毒。痰从哪里来？一是饮食导致，二是肺部疾病导致。一旦有痰，首先就要检查肺是否有毛病。如果有，就得马上解决，治疗这些产生痰的原发病。

痰多时，除了药物治疗外，饮食上也要多加注意。尤其是肺部无病症，只是饮食所致者。那就不妨吃些化痰的食物，如萝卜。吃法也很简单，生萝卜洗净切成丝或薄片，加入香醋凉拌食用即可。

此外，肺或气管不适的，可用下面两个祛湿化痰的方法：

祛痰名方：二陈汤

材料： 茯苓、法半夏、陈皮各 10 克，甘草 6 克。

做法： 上几味一起加清水 1000 毫升，煮至 600 毫升，去渣饮用即可。

功效： 燥湿化痰，理气和中。

按摩合谷穴

按摩原理： 可促进血液循环，促进痰湿排出，保养肺脏，预防肺部疾病。

精准取穴： 手背第 1、2 掌骨间，第 2 掌骨桡侧的中点处（将拇指、食指并拢，肌肉隆起的最高点即为合谷穴）。

做法： 用左手的大拇指和食指上下揉动右手的合谷穴 200 下，再用右手的大拇指和食指上下揉动左手的合谷穴 200 下，每天 1 次。

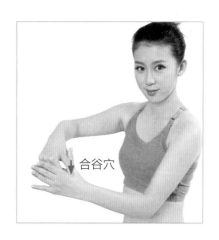

合谷穴

生姜陈皮饮，温肺化痰的好饮品

陈皮和生姜是我们日常经常用到的药食两用食材，但很多人可能不知道它们也是化痰的良药。

陈皮，燥湿化痰的常用药

陈皮，又名橘皮，是芸香料植物橘及其栽培变种的干燥或熟果皮，也是一种常见的中药。

中医认为，陈皮性温，味辛、苦，入脾、肺经，气味芳香，长于理气，能入脾肺，有很好的降逆止呕、燥湿化痰的功效。现代研究发现其中的挥发油可促进消化液分泌，排除肠内积气。

著名医学家陶弘景提出："橘皮用陈久者良。"这是因为久陈皮中的挥发油（含量过多对肠胃的刺激大于药用价值）含量相对较少，而黄酮类化合物的含量相对较多，这时陈皮的药用价值才能充分发挥出来。

生姜，和胃止呕的良药

生姜，性温味辛，有散寒发汗、化痰止咳、和胃、止呕等多种功效，中医上有"呕家圣药"之称。

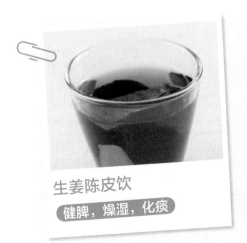

生姜陈皮饮

健脾，燥湿，化痰

材料： 陈皮 5 克，生姜 2 片。

做法： 用沸水冲泡后代茶饮即可。

用法： 一次 1 杯，一天 2 到 3 次即可。

功效： 陈皮有理气健脾、燥湿化痰的功效；生姜可止吐，能开胃驱寒、增加食欲；两者经常一起饮用，可养胃健脾，温肺化痰。

春季吃些马齿苋粥，清肺祛痰毒

马齿苋，一种生命力非常顽强的杂草，生于菜园、农田、田野、路边及庭园废墟等向阳处，国内各地均有分布。其实，马齿苋也是一种药食两用的植物。

天然抗生素，消炎杀菌

中医认为，马齿苋味酸、性寒，入心、肝、脾、大肠经，全草药用，有清热解毒、利水祛湿、散血消肿、止血凉血等功效，李时珍在其医书中曾认为，以马齿苋入药，主要取其"散血消肿"的功效。

现代研究发现，马齿苋中含有非常丰富的钾盐，进入人体后能很好地排出多余的水分，起到消肿的功效，此外，还有降压、消炎、杀菌的作用，有"天然抗生素"的称号。

马齿苋日渐引起现代人的重视。马齿苋的做法，生食、烹食均可：如它柔软的茎可像菠菜一样烹制；马齿苋茎顶部的叶子很柔软，可以像豆瓣菜一样烹食，用来做汤、凉拌或炖菜；等等。

因此，建议普通人不妨在春季马齿苋旺盛的季节多吃一些，这个时节本来就是养肺的好时期，对清肺祛痰除湿很有好处。

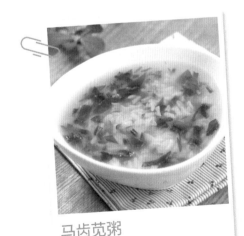

马齿苋粥

健脾清热

材料： 鲜马齿苋 100 克，大米 50 克。

做法：

1. 鲜马齿苋拣去杂质，洗净，切碎后盛入碗中，备用。
2. 大米淘洗干净，放入砂锅中加适量水，大火煮沸后，改用小火煨煮 30 分钟，加切碎的鲜马齿苋，拌和均匀，继续煨煮至大米软烂即可。

用法： 早晚食用。

功效： 健脾和胃，清热解毒。

注意： 马齿苋性寒，孕妇及脾胃虚寒者忌食。

主动咳嗽与深呼吸，巧避痰毒伤肺

中医认为，肺是人体内最易积存毒素的器官之一。每天通过呼吸，有大约 1000 升空气进入肺中，随同空气一起进入的，还有许多的细菌、病毒、粉尘等有害物质。现代城市中，空气严重污染的雾霾天日渐成为一种常态，虽然出门戴口罩能避免一些有害物质进入呼吸道，日常的呼气也能排出一部分入侵的毒素和体内代谢的废气，但作用毕竟有限，肺部受到的伤害还是处于日益加重的趋势。

长期下来，各种毒素在肺部不断沉积，不仅会损害肺脏本身，引起支气管、肺泡炎症，甚至出现中毒、癌变等病症，还可能慢慢潜入血液而"殃及全身"。

如何让这种伤害降低一些呢？这就需要我们积极主动地帮助肺进行排毒，没事时主动咳嗽几声，并常做深呼吸，这些都是清理肺脏，养护肺部的好做法。

一说到咳嗽，很多人就会想是不是病了。其实，咳嗽是呼吸道黏膜受刺激引起的一种防御性生理反射动作，是呼吸系统出现不适或疾病后的一种保护性反应。咳嗽使呼吸道产生巨大气流，可以及时清除气管与支气管内的分泌物，将有害的气体和污物排出体外，对于保持呼吸道的通畅有着重要作用。因此，建议大家平时最好养成主动咳嗽和深呼吸的习惯。

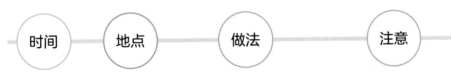

时间	地点	做法	注意
每天早上起床后、中午吃完午饭后、晚上睡觉前。	阳台、窗户边、户外、公园等空气清新的地方。	首先深吸气，同时缓缓地展开双臂，然后突然咳嗽，并迅速将双臂垂下，使气流从口鼻喷出。整套动作做完后，正常呼吸几次，再重复 5~10 遍即可。	为使咳嗽更有效，可先喝一杯温开水，以稀释痰液。每套动作间歇期一定要做几次正常呼吸，以防过度换气。此外，患有慢阻肺、支气管哮喘、肋骨骨折等病人及身体虚弱的老年人是不适合主动咳嗽的。

血毒，肝癌的导火索

血毒在中医理论上是指血毒积聚于血液，不能温养四肢而导致周身的疾病。现代医学研究发现，人的血液中含有大量的自由基、化学残留物、重金属粒子、血锈等毒素和脂肪颗粒等废物。这些毒素、废物和杂质、内源性垃圾总称为血毒。当人体血液有毒的时候，就会影响肝脏的功能，是肝癌的导火索。

肝主藏血，血液有毒则肝功能受影响

肝是藏血之脏，既能储存血液，又能调节血量。当人体处于休息或睡眠状态的时候，部分血液会回流到肝，储存起来。在活动的时候，提供给身体。因为暴怒伤感会影响肝脏的藏血功能，严重的时候会导致肝癌等疾病发生。

清理肝毒，吃什么

肝脏是解毒器官。如果肝脏有毒，我们就需要把毒排出来。平时可以适量吃一点儿猪血，它有助肝脏的排毒。红枣也有一定的排毒功效，每天喝点儿红枣水，也可以达到保肝排毒的作用。还可以吃一些葡萄，它可以帮助肠胃清除体内垃圾，可以增加造血的机能。

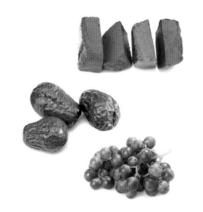

排肝毒宜吃食物：猪血、红枣、葡萄

养生热点　专家答疑

Q：中医常说的血虚是怎么回事？

A：在中医学里，血虚指体内阴血亏损的病理现象。可由失血过多，或久病阴血虚耗，或脾胃功能失常，水谷精微不能化生血液等原因导致。由于气和血的密切关系，所以血虚也会引起气虚，而气虚不能化生血液，又会加重血虚状况。血虚的主要症状有面色苍白或萎黄、头晕眼花、失眠多梦、女性月经量少及闭经等。

大怒伤肝血，受了气要哭出来

中医认为，发怒首先会伤及肝脏。在人体心、肝、脾、肺、肾五脏中，肝为将军之官，主怒。所以，怒首先损伤的脏器就是肝。肝有升发疏泄的作用，主管全身气血的舒畅，怒则气血瘀滞不通，不通则容易滋生百病。

《黄帝内经》中说"怒则气上"，这里的气指气机，也就是说，生气时会使气机向上。气上严重时，据说头发也会根根直立起来，所以有"怒发冲冠"的说法。

怒伤肝，会引发哪些疾病

怒伤肝，指的是大怒易导致肝气上逆，血随气而上溢，因此就会伤害肝脏。

常见症状有面赤、气逆、胁痛、头痛、眩晕，严重者会出现吐血或晕厥。人发怒时，常会面红耳赤，这是气血上涌所致。

有泪也要轻弹：排毒养肝的妙药

眼泪是缓解精神负担最有效的良方。它还能够排毒，是养肝护肝的天然法宝。所以，想哭时不要憋着，痛快哭出来吧。

多数人在哭过后，心里会觉得舒坦很多。这是由于眼泪将肚子里的"气"发泄出来了。气不顺时最伤肝，肝气郁结，身体运行失常，就会成为体内一种多余的气，堆积时间一久就会转化成火，这就是中医所说的"肝火"。这种气因为脱离正常的运行轨道而在体内横冲直撞，造成身体不同程度的损伤。

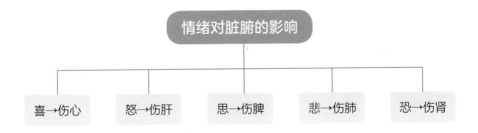

情绪对脏腑的影响

| 喜→伤心 | 怒→伤肝 | 思→伤脾 | 悲→伤肺 | 恐→伤肾 |

黄芪党参炖乌鸡，补肝血、防癌症

预防肝癌，重点的方法是补养肝血，可以选用黄芪党参炖乌鸡进行食疗。

黄芪、党参、枸杞子，养肝活血好搭档

黄芪有补气的功效，能够增强机体免疫力；党参是补气中药中的佼佼者，能补中益气；枸杞子可补肾养肝；桂圆能温补肝肾；乌鸡有补肝血益肾的功效。

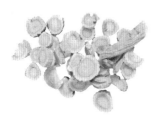

黄芪

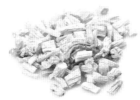

党参

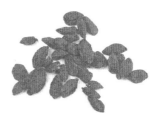

枸杞子

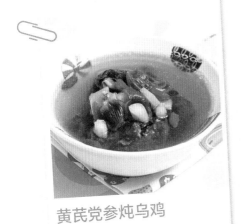

黄芪党参炖乌鸡

养肝活血，防癌

材料：乌鸡300克，黄芪10克，党参5克，枸杞子、桂圆肉各适量。

调料：姜片、盐各适量。

做法：

1 将乌鸡洗净，切块，用沸水略烫一下；黄芪、党参洗净，切段。

2 锅中放入乌鸡块、黄芪、党参、姜片、枸杞子、桂圆肉，再加适量清水，炖2小时，调入盐即可。

用法：可午间佐餐食用。

功效：养肝活血，防癌。

按揉血海穴，生血活血排血毒

中医认为，肝主藏血。就是说，肝脏是储藏血液的仓库，当我们吃的食物经过消化吸收转化成血液后，就会被输送到肝脏这个仓库里。肝脏中的血液也一样，哪个地方需要血液的供应，它就会把血液运输到哪个部位，比如当你吃饭的时候，大部分血液就会流入肠胃之中，来帮助你消化食物；当你用脑思考问题的时候，血液又会被调动到大脑中来。

人的一切生命活动都和肝脏相联系

"肝开窍于目，在液为泪，在体合筋。"也说明人的眼、手、脚与肝脏的关系最密切。如果肝血虚，就不能滋养双目，眼睛就会变干；当肝血不能营养筋脉时，手脚就容易变麻。若发现自己有肝血虚的症状时，有一个简单办法可以调理——按揉血海穴。

按揉血海穴

功效：补血，改善肝血虚。

按摩方法：每日用拇指按揉两侧血海穴5~10分钟，力度不宜过大，以有酸胀感为宜。

取穴原理：血海穴是生血和活血的要穴。按揉血海穴，可以活跃气血。

按摩最佳时间：每天上午9：00~11：00。因为血海穴是足太阴脾经的募穴，上午9：00~11：00正好是脾经当令，脾经精气旺，人体的阳气正处于上升的趋势。

血海穴

简易取穴：血海穴在股前区，髌底内侧端上2寸，股内侧肌隆起处。

按摩肝俞穴可疏肝活血

肝俞穴是肝气转输于后背体表的部位。

改善心情、保护肝脏的要穴

中医认为"肝主疏泄"，肝的疏泄功能正常，则全身血液运行通畅，心情自然就会舒畅。当肝脏有疾时，多表现为胁痛、黄疸等病症。这些症状，刺激肝俞穴就可调理。

清肝明目，保护视力

肝开窍于目，本穴为肝的背俞穴，有泄肝火、补肝血、清肝明目、消肿止痛的功效，主治目赤、目视不明、迎风流泪、夜盲等。

泻火止血，主治吐血

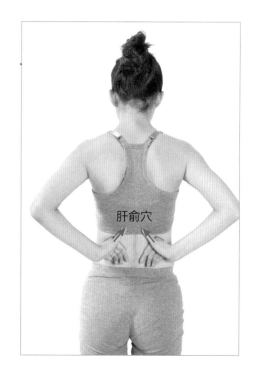

肝藏血，本穴为肝之背俞穴，具有清肝热、止血泻火的作用，主治吐血、衄血等。该穴有平肝潜阳的作用，主治眩晕、癫狂等。

精准取穴

在背部，第9胸椎棘突下，后正中线旁开1.5寸。

按摩方法

用拇指同时按揉双侧肝俞穴，每穴按揉100次。

肝俞穴

体内湿毒过剩，小心胃癌找上门

人体的脾有运化水湿的作用，可以将水湿运化到三焦。正常情况下，食物入胃经过初步消化，然后精微营养部分被脾带走，上输给肺；肺朝百脉，通过血液将精微营养传至五脏六腑。

如果脾出现了问题，就会使脾失去健运，就会无法带走水湿而使水湿停滞，如果水湿聚集就会形成痰饮。如果这时再贪凉吃一些生冷的食物就会导致寒湿困脾，水湿不能正常被带走，水湿停滞就会引起食欲缺乏、腹胀。体内湿毒过剩，时日长久，胃癌就容易找上门。

如何预防湿毒困脾

1.应当低盐饮食。

2.体质肥胖之人多湿，夏秋之交尤其注意不要遭雨淋、受湿。

3.不要贪凉饮冷，避免湿邪外入或内生。

4.吐泻时期宜暂禁食，吐泻停止后再逐渐恢复饮食，先以流食或半流食为宜。

5.吐泻甚者容易伤胃气，可饮淡盐水、米汤养胃气。

6.腹胀病人不宜食用煎炸、辛辣、坚硬的食物，以半流质和无渣而富有营养的食物为宜。

7.避免情志抑郁或暴怒，戒除烟酒。

8.饮食上应注意清淡，多以米粥、面条汤等容易消化吸收的食物为佳。可多食用新鲜水果、蔬菜，保证维生素的摄入量。

焦米粥：祛除脾湿一身轻

将大米洗净放置在铁锅中，以文火炒至焦黄色，然后加入清水 400 毫升左右，煮至米开，凉温后食用，每天服食 1 次，连服 3~4 天。

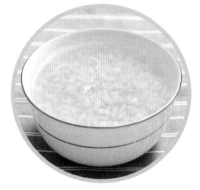

小米、高粱和薏米，祛除体内湿的"三宝"

日常饮食中的很多食材都是补虚祛湿的佳品，善用这些食材就能补养身体，祛除体内的湿气。

滋阴补虚，常吃小米

小米性凉味甘淡，入肾，兼入脾、胃，有健脾祛湿、利水消肿、和胃益肾、滋阴养血、除热解毒的作用，是常用的利水渗湿药食两用食材。小米熬成粥后黄香柔滑、回味悠长，喝之满口泛香，可滋阴补虚，民间有"谷彦"之说，是老、幼、孕妇最适宜的补品。

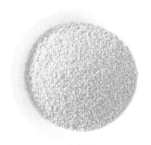

补气健脾吃高粱

高粱的主要功效是补气、健脾、养胃、止泻，特别适用于小孩消化不良，脾胃气虚，大便稀溏等不良症状，患有慢性腹泻的病人常食高粱米粥有明显疗效。

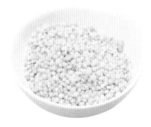

薏米是清热祛湿的佳品

现代药理研究证明，薏米有防癌的作用。其所含的硒元素，能有效抑制癌细胞的繁殖，可用于胃癌、子宫颈癌的辅助治疗。普通人常吃薏米可轻身、减少肿瘤发病概率。

薏米有清热祛湿的功效，天气燥热或胸中烦闷时，煲些白果薏米粥吃，能清除燥热，使身体舒畅。

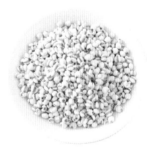

米酒土鸡汤，滋补养胃还除湿

米酒，又叫酒酿、甜酒、江米酒。它是用糯米（又称江米）拌上酒酵（一种特殊的微生物酵母）发酵酿制而成的一种甜米酒，其酿制工艺简单，口味香甜醇美，酒精含量极低，深受人们的喜爱。

米酒富含多种营养成分

米酒中含有十多种氨基酸，其中有 8 种是人体不能合成而又必需的。每升米酒中赖氨酸的含量比葡萄酒和啤酒中的要高出数倍，为世界上其他营养酒类中所罕见的。

补气养血的佳品

中医认为，米酒经过发酵，营养成分更易于为人体吸收，且有促进食欲、帮助消化、温寒补虚、促进血液循环等功效，是身体虚弱者补气养血之佳品。

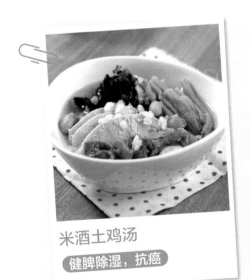

米酒土鸡汤

健脾除湿，抗癌

材料：土鸡半只，干黄花菜、干木耳各 20 克，花生 30 克。

调料：米酒、老姜片、盐各适量。

做法：

1 土鸡洗净，取肉切薄片。鸡骨入锅加水，放入老姜片，开火炖鸡汤，时间约 40 分钟。

2 花生煮熟煮透，捞起，连同除鸡肉之外的所有食材，用开水稍微过一下水。

3 鸡汤倒入锅中，开中火煲煮约 10 分钟，再放入鸡肉，加适量米酒，中小火微煮 5 分钟，加盐调味即可。

用法：午餐、晚餐佐餐食用。

功效：提高脾胃消化能力。

腰骶部经络多，常按揉补气血、挡湿邪

腰骶部处于躯干与骨盆、下肢相交处，是人体中受压力最大的一个部位，几乎所有的动作都以腰骶为轴完成，是人体最"忍辱负重"的关节，最容易受到伤害。腰骶部关节多达 20 余个，关节几乎无时不处于运动状态，不论行走、站立或坐位，均在负重。因此腰骶部的保养就显得尤为重要，日常生活中经常对腰骶部进行按揉会有助于腰部的保健与养生，并防止寒湿的伤害。

摩擦腰骶部

按摩原理： 腰骶部所属穴位及经络众多，其中肾俞及其所在之膀胱经，命门及其所在之督脉均经过腰骶部。腰为肾之府，因此擦腰骶部具有补肾壮阳强腰膝之功效。

按摩方法： 掌根或大鱼际由上而下或是横擦腰骶部均可，以透热为度。

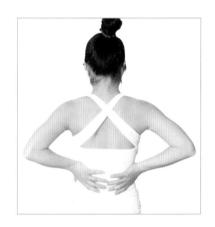

按摩命门穴

按摩原理： 可促进腰部血液循环，防止寒湿上身。

快速取穴： 两边侧腹部明显凸起的骨性标志与腰椎的相交处向上数两个椎体，其棘突下的凹陷处即是命门穴。

按摩方法： 用拇指指腹按揉命门穴1~3 分钟，以有酸胀感为度。

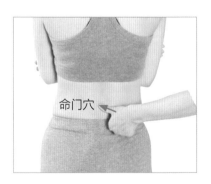

命门穴

第四章

学会调养，
别让小病小痛
盯上你

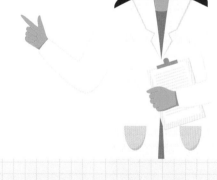

感冒 祛除表邪，感冒除

体虚邪入：引起感冒的根本原因

一切对人体有损害作用的外部致病因素，中医概称为"邪气"，风邪就是指随风而来的邪气。如果休息不好、劳累、上火、出汗过多，这些邪气就易侵入身体，使经络阻塞，妨碍气血运行，使得气血流通不畅，人体的防御能力下降，于是就引起感冒。

按揉鱼际穴，预防感冒

精准取穴： 两手虎口相交，一手食指压在另一手桡骨茎突上，食指尖所指小凹陷处取穴。

推拿方法： 用食指指端，在一侧鱼际穴处用力向下按压，并左右按揉3分钟。

功效： 鱼际穴清肺泻火的功效很强，具有解表、利咽、化痰的功效，按揉鱼际穴可调理各种肺热证，对感冒发热、咽喉肿痛、打喷嚏等感冒早期症状有很好的疗效。

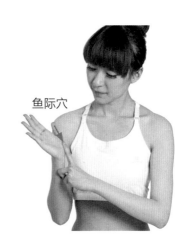

鱼际穴

感冒宜吃食物

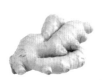

生姜
散寒和胃

梨
润肺止咳

银耳
润肺去燥

小偏方大功效

党参紫苏茶：止咳理气

取党参3克和紫苏叶5克放入杯中，用沸水冲泡，2~3分钟后即可饮用。

感冒调理食谱：驱寒姜枣粥

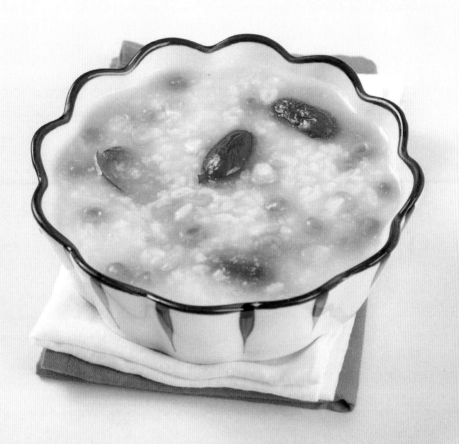

材料： 鲜玉米粒 50 克，鲜豌豆 30 克，红枣 6 枚，大米 100 克，姜片
15 克。

做法：

1 大米洗净，用水浸泡 30 分钟；鲜豌豆、鲜玉米粒洗净；红枣洗净，去核。

2 锅内加适量清水烧开，加入大米，大火煮开后转小火煮 10 分钟，加入姜
片、红枣、鲜豌豆与鲜玉米粒，继续煮 20 分钟即可。

功效： 生姜性温，可散寒发汗、化痰止咳、和胃止呕；红枣可健脾益胃、
补中益气，加上玉米粒和豌豆，可补充体力、补虚祛寒、健脾暖胃。

烹饪小妙招： 也可以把红枣切成小块来煮，营养更容易被吸收。

咳嗽　止咳化痰除病根

辨清风寒风热，止咳才有效

中医认为，引起咳嗽的原因有多种，最常见的就是外感风寒或风热，遏制了肺气，呼吸道不通畅，自然就会引起咳嗽。风寒束肺，气急咽痒，咳嗽声重，痰白而稀，常伴鼻塞流清涕，风寒咳嗽需疏风散寒、宣肺止咳；风热犯肺，咳嗽痰黄稠，口渴咽痛，鼻塞流黄浊涕，风热咳嗽需疏风清热、润肺止咳。

按压列缺穴，咳嗽不打搅

精准取穴： 手腕伸直，两手虎口自然平直交叉，食指点在手腕向拇指的侧部，下面的骨头上一个明显的纵向裂隙即是列缺穴。

推拿方法： 拇指指腹按压列缺穴3分钟，有润肺止咳的功效。

功效： 止咳平喘，通经活络。

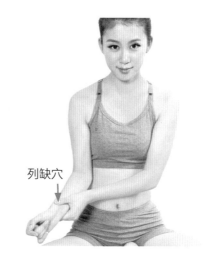

列缺穴

咳嗽宜吃食物

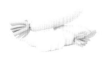

白萝卜
清肺化痰

芥菜
宣肺化痰

枇杷
清热化痰

> *小偏方大功效*
>
> **黑豆蒸梨：清热化痰**
>
> 雪梨1个，小黑豆适量。将梨横切两半，剜空，梨盅中用小黑豆填满，上下梨盖合在一起。放在蒸锅上蒸熟，调入适量蜂蜜，即可食用。

咳嗽调理食谱：杏仁酸梅粥

润燥止咳

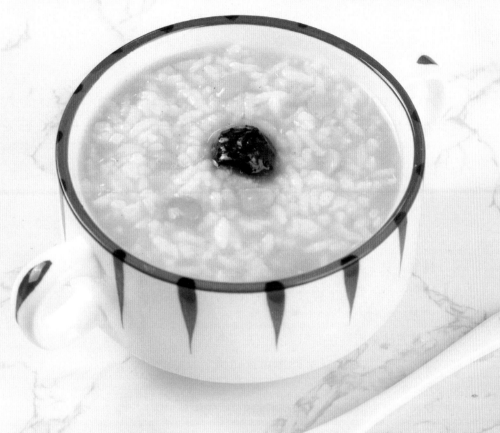

材料： 甜杏仁 10 克，酸梅 8 克，大米 80 克。

调料： 冰糖 5 克。

做法：

1 将甜杏仁用沸水焯去皮，除去尖，洗净；酸梅洗净；冰糖打碎；大米洗净，浸泡 30 分钟。

2 将杏仁、酸梅、大米一同放入开水锅内，大火烧沸，转用小火煮 40 分钟，加入冰糖碎煮至化开即可。

功效： 甜杏仁润肺，酸梅止咳。两者一起煮粥，可以润肺止咳。

烹饪小妙招： 还可将甜杏仁、酸梅和冰糖一起煮水，温后饮用止咳效果同样好。

发热 多是肺火惹的祸

典型症状：疲乏无力、肌肉酸痛、皮肤苍白、畏寒

清除肺火，发热好得快

发热多由三个原因引起：一是感冒；二是肺有热邪侵犯；三是体弱多病、久病伤阴导致阴虚内热。而肺火是导致发热的重要因素，肺火若不能在体内得到宣泄，肺部就会滋生各种疾病，比如感冒、肺炎等。肺火常含燥邪，所以在降肺火时，除了要清火外，更要注意润燥，多为肺脏补充水分，补养肺阴和肺部津液，通过营养肺阴，来达到清降肺火的目的。

发热伴头痛，点按曲池有奇效

精准取穴：将手肘向内弯曲约呈直角，用另一只手拇指下压手肘横纹外侧尽处凹陷即是曲池穴。

推拿方法：用右手拇指尖点按左臂曲池穴1分钟，然后换左手拇指点按右臂曲池穴1分钟。

功效：具有清热解表、祛风通络、开通肺气的作用，可以缓解肺火引起的发热症状。

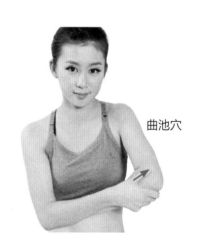

曲池穴

发热宜吃食物

荸荠
清热化痰

梨
生津、清热、化痰

豆豉
发汗、退热

小偏方大功效

菊花薄荷饮：清热解毒

菊花、薄荷各5克。用开水冲泡10分钟，饮用时放入冰糖。可频繁饮用。

发热调理食谱：薄荷玉米冰糖粥

清热解表

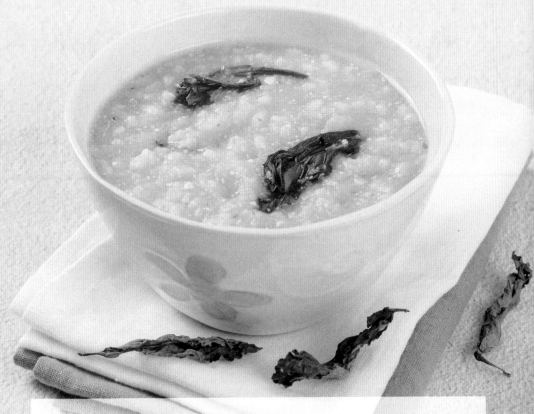

材料： 玉米糁 100 克，大米 50 克，干薄荷 10 克。

调料： 冰糖适量。

做法：

1　干薄荷洗净，下锅煮 15 分钟，再将薄荷捞出，留汤汁。

2　将玉米糁用水泡 30 分钟，和大米一同下入薄荷水中，用大火烧沸后改中小火煮。

3　熟后下适量冰糖，待冰糖溶化后即可起锅盛碗。

用法： 晚饭时食用。

功效： 薄荷、冰糖可清热泻火；玉米糁补养脾胃。可改善风热袭肺引起的发热。

鼻炎 鼻子不灵，要疏通气血

典型症状：鼻塞、多涕、嗅觉下降、头痛、头晕

气血瘀滞，引起鼻炎的主要原因

中医认为，鼻子出问题都是受"气"影响引起的。《黄帝内经》中说："肺气通于鼻，肺和则鼻能知香臭矣。"如果肺脏健康，肺气充足，肺的肃降功能就很强，鼻子对外界的刺激就会很敏感。否则，肺气虚弱，浊气不能下降，清气不能上升，气血瘀堵，鼻子得不到肺气温煦，就会出现嗅觉障碍。

按揉迎香穴，预防鼻炎

精准取穴：鼻翼外缘中点旁，鼻唇沟中间即是迎香穴。

推拿方法：用两只手的食指指腹按住迎香穴，由内而外揉36圈；或从迎香穴向鼻根部反复搓擦（即"浴鼻"）。

功效：迎香穴在鼻旁，按揉此穴能治鼻病，可以宣通鼻窍、改善嗅觉；对于鼻塞、过敏性鼻炎、鼻出血等有良好的调理作用。

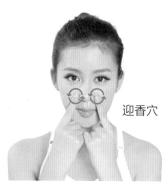

迎香穴

鼻炎宜吃食物

山药
强健脾肺

香菜
芳香开窍

葱白
宣通肺气

小偏方大功效

塞葱白汁棉团：发散通气

取适量葱白洗净，捣烂，用纱布滤汁，放几小团指甲大小的药棉浸葱汁备用。调理时先用棉签蘸淡盐水清洁鼻孔，然后将浸过葱汁的小棉花团塞入鼻孔内，保持数分钟，一开始感到刺鼻，渐渐会失去刺激性，效力消失后再换新棉团。对葱汁过敏者慎用。

鼻炎调理食谱：山药豆腐

健脾肺，抗鼻炎

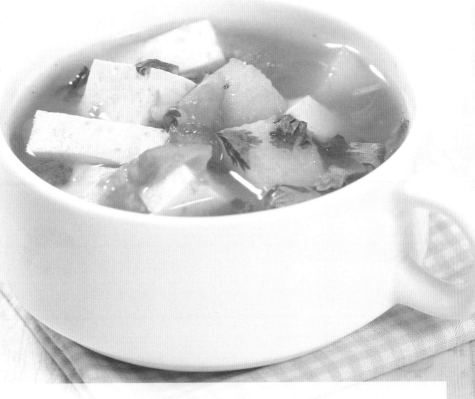

材料： 山药 250 克，豆腐 200 克，番茄 1 个。

调料： 姜末、香菜末、白芝麻各适量，盐、香油各 1 克，植物油少许。

做法：

1 山药削皮，切块；番茄去皮，切丁；豆腐洗净，切块。

2 锅里放植物油烧热，放入山药块，翻炒至表皮变透明，加没过山药的水，烧开后放入豆腐块、番茄丁、白芝麻、姜末，再次烧开后，加盐，转小火炖 10 分钟，淋上香油，撒上香菜末即可。

功效： 山药可补脾养肺、固肾益精，与番茄、豆腐搭配，具有健胃消食、散寒通窍的功效，可以缓解鼻炎症状。

烹饪小妙招： 山药烹调的时间不宜过长，久煮容易使淀粉酶遭到破坏，降低其健脾、助消化的功效。

咽喉肿痛 清热利咽，咽喉清爽

咽喉肿痛，调理当滋阴润肺

肺作为人体的"娇脏"，天性喜润而恶燥。再加上肺主气司呼吸，开窍于鼻，直接和大自然的空气相通，所以燥邪很容易从口鼻侵入肺脏，从而伤及肺阴，引起呼吸道部位的疾病，出现咽喉部位的不适。这时，调理咽喉肿痛，就要以清热润肺、祛肺燥为主。

按压合谷穴，清热利咽止痛

精准取穴：将拇指、食指并拢，肌肉隆起的最高点即是合谷穴。

推拿方法：用食指、拇指夹住合谷穴捏揉，捏揉时缓缓呼气，吸气时手不要动。每侧按揉 2~3 分钟，左右各 4~5 次。

功效：经常按合谷穴可使肺内气血运行通畅，有利肺脏宣发肃降，还能改善咽喉肿痛、心情烦躁等现象。

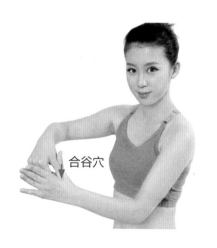

合谷穴

咽喉肿痛宜吃食物

枇杷
清热解毒

胖大海
利咽润肺

金银花
清热利咽

小偏方大功效

蜂蜜茶：清咽利喉

将绿茶 10 克用小纱布袋装好，置于杯中，用沸水泡茶，凉后加 5 克蜂蜜搅匀即可。

咽喉肿痛调理食谱：鲜藕百合枇杷粥

清肺利咽

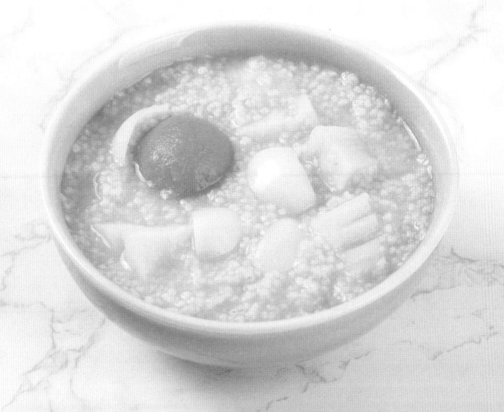

材料：小米 100 克，莲藕 50 克，鲜百合、枇杷各 30 克。

调料：冰糖 5 克。

做法：

1 小米洗净；鲜百合剥开，洗净；莲藕洗净，去皮，切片；枇杷洗净，去皮，去核。

2 锅内加适量清水烧开，加入莲藕片和小米，大火煮开。

3 转小火煮 30 分钟，加入百合、枇杷煮至黏稠，加入冰糖即可。

功效：此粥可以很好地润泽呼吸道及肺，对因肺燥津伤所致的咽喉肿痛有较好的食疗作用。

烹饪小妙招：把剥皮的枇杷放在盐水、糖水或冷水中保存，可以防止变色。

牙龈肿痛 牙痛不是病，痛起来真要命

典型症状：牙龈红肿、遇冷热刺激痛、面颊部肿胀等

牙龈肿痛，清热去火是关键

牙痛为口腔疾患中常见的症状，牙周炎、龋齿、牙髓炎、三叉神经痛等都可以引起牙痛。中医认为，上火导致的牙龈肿痛多与肾、胃、大肠有关，多由胃火上升、肾阴不足等因素导致，调理多以清热解毒、泻火养阴为原则。中医里有两个调理牙痛很出名的腧穴——颊车和合谷。《杂病穴法歌》上记载："牙风面肿颊车灵，合谷临泣泻不数。"合谷与颊车远近相应，常用来治牙痛面肿与口眼歪斜。尤其是按摩颊车穴，对于速止下齿牙痛非常有效。

按揉颊车穴，去火止牙痛

精准取穴： 在面颊部，下颌角前上方约一横指（中指），当咀嚼时咬肌隆起，按之凹陷处。

推拿方法： 食指指腹按揉2分钟，以有酸胀感为度。

功效： 按摩颊车穴有行气通络止痛的功效，主治口歪、牙痛、颊肿。现代常用于调理面神经麻痹、三叉神经痛、颞颌关节炎、腮腺炎等。

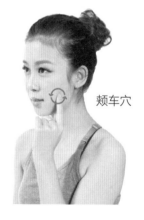

颊车穴

牙龈肿痛宜吃食物

苦瓜
清热去火

蒲公英
消炎止痛

菊花
解毒消肿

小偏方大功效

咬咸茄子：清热消肿

茄子去蒂，洗净，蒸熟，撕成小瓣，加适量盐拌匀，腌渍入味，取适量。用疼痛的牙齿紧紧咬住腌好的茄子。2～3分钟后牙痛感会逐渐减轻。

牙龈肿痛调理食谱：苦瓜拌黑木耳

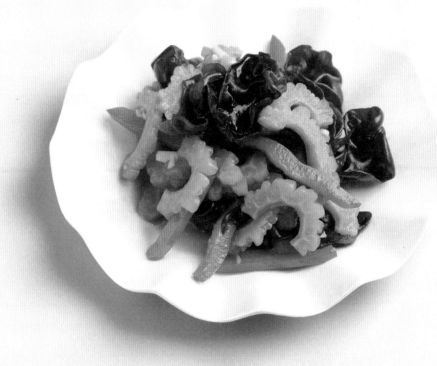

材料： 苦瓜 200 克，水发黑木耳 50 克，红甜椒 25 克。

调料： 蒜末 10 克，盐、生抽各 2 克，醋 5 克，橄榄油 3 克。

做法：

1 苦瓜洗净，去瓤，切片；黑木耳撕成小朵；红甜椒洗净，切丝；将蒜末、盐、生抽、醋、橄榄油调成汁。

2 将黑木耳、苦瓜片分别焯熟，捞出过凉。

3 将所有材料放在盘中，倒入调味汁，拌匀即可。

功效： 苦瓜可以清热解暑、清肝明目、清心，木耳可以排毒清肠，二者搭配可以缓解脏腑火盛引起的牙龈肿痛。

烹饪小妙招： 烹调苦瓜时，不宜煮太长时间，以大火快炒或凉拌的方式为宜，否则会失去脆感，并损失营养。

胸闷 痰湿除，胸口不憋闷

典型症状：胸闷憋气、呼吸困难、头晕、失眠等

湿热气候影响，痰湿体质者易胸闷

中医认为，气郁、脾虚、肾虚都会生痰，痰湿的产生与肺、脾、肾三脏的功能有密切的关系。湿热气候易使肺脏功能失调，使湿浊之气无法运化。《黄帝内经》说"膻中者，为气之海"，对人体的气之运行有很好的调节作用。此处若受湿邪侵袭最易引起胸痹心痛、心悸、乳腺肿痛、乳腺管道阻塞等。因此，常对膻中穴进行按揉，可以疏肝解郁、调和肝胆脾，还可以起到宣肺气、降胃气的作用。

按揉膻中穴，就能缓解胸闷

精准取穴：膻中穴位于人体胸部的正中线上，在两乳头之间连线的中点。

推拿方法：四指并拢（除拇指外），在膻中穴上轻轻按摩。力度以稍有疼痛感为宜。每次按摩 10 来秒即可，6 次为 1 遍，一般每天按摩 3~5 遍。

功效：宽胸理气，缓解胸闷。

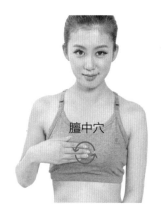

膻中穴

胸闷宜吃食物

洋葱
健胃理气

生姜
化痰止咳

大蒜
温中行滞

小偏方大功效

荷叶枸杞子茶：健脾除湿

干荷叶 8 克，冬瓜皮 10 克，枸杞子 15 克。将以上三种材料择洗干净，同入茶壶（杯）中，冲入沸水浸泡 30～60 秒后倒去茶汤，先洗一遍茶。再冲入沸水，闷泡 5 分钟即可。

胸闷调理食谱：鸡蛋炒洋葱

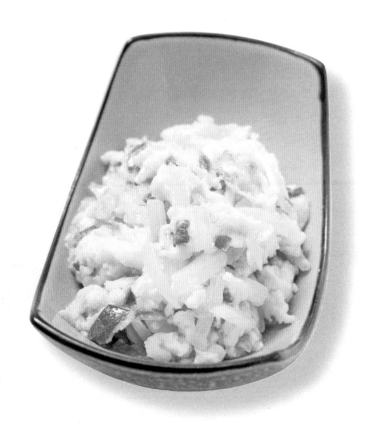

材料：洋葱 200 克，鸡蛋 2 个。

调料：盐 3 克，植物油适量。

做法：

1 洋葱去老皮，洗净，切小块；鸡蛋打成蛋液，加洋葱块、盐搅匀。

2 油锅烧热，倒入蛋液翻炒，炒至洋葱变软即可。

功效：洋葱可祛湿消肿，鸡蛋可以滋阴润燥、益精补气、润肺利咽。二者搭配可以补虚强身，缓解胸闷。

烹饪小妙招：把洋葱对半切开放水中浸泡几分钟，这时切洋葱不会导致流眼泪。

中暑 清热消暑，开窍醒神

典型症状：头痛、头晕、口渴、多汗、四肢无力发酸

中暑也分阴阳，调理不一样

中医认为，中暑可分为两类：阳暑和阴暑。不仅高温环境会导致中阳暑，炎热季节受暑湿之邪气后，当"暑热在内、寒湿在外"，纳凉不当，受到寒气、冷气也容易导致中阴暑。阳暑以凉药调理，如绿豆汤或西瓜解暑，以清热解暑为主；阴暑需用热药，如艾叶水或红糖水，以散寒化湿为主。

揉捏少冲穴，缓解中暑症状

精准取穴： 在手小指末节桡侧，距指甲角 0.1 寸。

推拿方法： 用左手拇指和食指轻轻夹住右手小拇指指甲两侧的凹陷处，以垂直方式轻轻揉捏 1~2 分钟，再用右手揉捏左手少冲穴。

功效： 有清热息风、醒神开窍的功能，可缓解中暑症状。

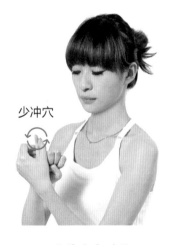

少冲穴

中暑宜吃食物

绿豆
清热解毒

冬瓜
利尿除湿

西瓜
祛暑清热

小偏方大功效

荷叶冬瓜饮：清热祛暑

鲜荷叶适量，鲜冬瓜 500 克，盐适量。荷叶、冬瓜共入锅内，加水煲汤，加盐调味。饮汤食冬瓜。

中暑调理食谱：玉米绿豆大米粥

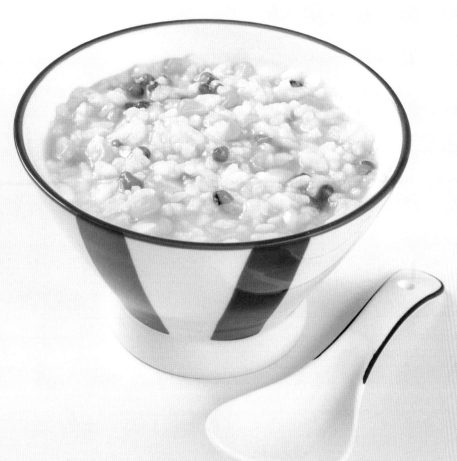

材料：玉米、大米各 50 克，绿豆 30 克。

做法：

1 玉米、大米、绿豆分别淘洗干净，加适量清水浸泡 4 小时。

2 锅置火上，将大米、玉米、绿豆放入高压锅中，加足量水，盖好盖，大
火煮沸后转小火继续熬煮 20 分钟后关火，再闷 10 分钟即可。

功效：绿豆是解毒圣品，可清暑热、解毒，夏季食用此粥可清热生津、预
防中暑。

烹饪小妙招：煮绿豆汤切忌使用铁锅，汤色容易变深，口感也不好。

便秘 补益气血，一通百通

典型症状：排便次数减少、粪便量减少、粪便干结、排便费力

血虚津亏，引起便秘的根本原因

中医认为，便秘的病因可分为偏实和偏虚两大类。偏实的便秘是本身体质较壮，再加上吃多了辛辣食物，或者上火后，身体里面多余的火气"炙烤"大肠的水分所造成；偏虚的便秘是气血两虚造成大肠传送无力和肠内干燥所造成。另外，因节食减肥也会出现体虚便秘。

按压支沟穴，缓解便秘

精准取穴： 前臂背侧，阳池穴与肘尖的连线上，腕背横纹上3寸，尺骨与桡骨之间即是支沟穴。

推拿方法： 用拇指指腹分别按压双侧支沟穴5～10分钟，由轻到重，以有酸麻胀痛感为度。

功效： 按压支沟穴可以增强大肠传导功能，缩短大便在肠内停留的时间。

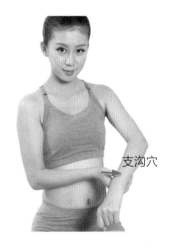

支沟穴

便秘宜吃食物

糙米
刺激肠胃蠕动

红薯
促进排便

燕麦
通便降脂

小偏方大功效

桃花蜜茶：润肠通便

取桃花10克放入杯中，倒入沸水，浸泡3～5分钟后，滤出茶汤，待茶汤温热时调入蜂蜜后饮用。

便秘调理食谱：红薯糙米饭

润肠排毒

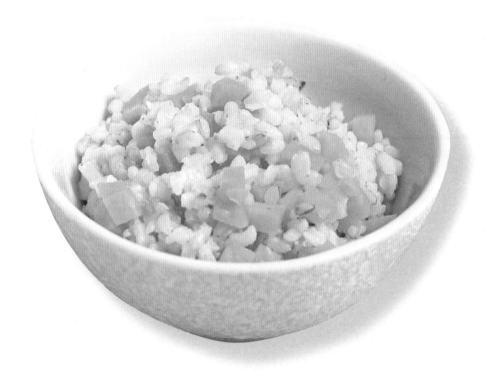

材料： 糙米 75 克，红薯 100 克。

做法：

1 糙米洗净，用水浸泡 4 小时，沥干备用；红薯去皮，洗净，切成小丁。

2 锅置于火上，倒入泡好的糙米与适量水，放入红薯丁，盖上盖蒸至饭熟即可。

功效： 糙米搭配红薯食用，能够调理肠胃、缓解便秘，提高机体免疫力。

烹饪小妙招： 糙米口感粗糙，可以适当加一点大米，这样口感会好很多。

腹泻　温暖脾胃，泻立停

腹泻多为脾胃虚寒引起

中医认为，突然改变饮食习惯或饮食生冷、不洁、油腻、过量等都易伤到脾胃，导致脾胃运化失调，引起腹泻。肚子受凉会引起腹泻，多是体内胃肠受寒导致的。调理当以补充阳气来平衡阴阳，缓解腹泻。

按压天枢穴，调理腹泻

精准取穴： 位于腹中部，平脐中，距脐中 2 寸。

推拿方法： 用食指或拇指的指腹按压天枢穴 3 分钟，同时向前挺出腹部并缓慢吸气，上身缓慢向前倾呼气，反复做 5 次。

功效： 天枢穴为大肠募穴。此穴与胃肠道联系紧密，对调节肠腑有明显的双向性疗效，既能止泻，又能通便。

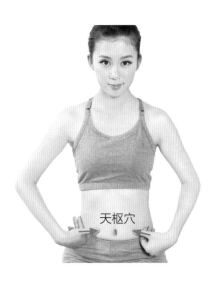

天枢穴

腹泻宜吃食物

玉米
固涩止泻

红糖
暖胃补脾

桂圆
养血安神

小偏方大功效

白扁豆粥：止腹泻，暖脾胃

将新鲜白扁豆 100 克或干扁豆 50 克，与粳米 100 克同煮为粥，每天早、晚温热服食。

腹泻调理食谱：枸杞子桂圆莲子粥

健脾暖胃，止腹泻

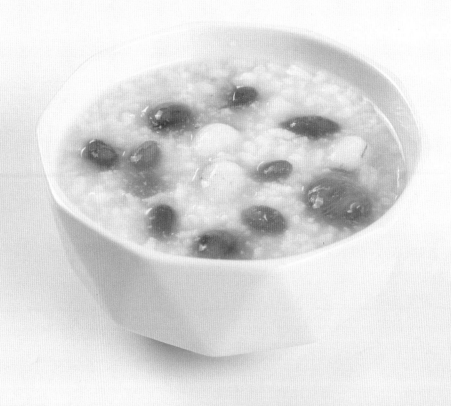

材料： 桂圆 10 个，粳米 100 克，枸杞子、莲子各 10 克。

做法：

1 桂圆去壳洗净；枸杞子洗净；莲子洗净后浸泡 1 小时；大米洗净，用水浸泡 30 分钟。

2 锅内加适量清水烧开，加大米、莲子煮至八成熟，加桂圆肉、枸杞子煮 5 分钟即可。

功效： 莲子具有收敛的作用，粳米是健脾胃、培中气的良药，这款粥适合腹泻的人食用。

烹饪小妙招： 家中可常备一些桂圆，煮粥煲汤时，去皮洗净即可，非常方便。

腹胀 消食化积，肚子不胀

典型症状：消化不良、脘腹胀满、食欲不振、便秘

腹胀多为消化不良导致

胃部喜温恶寒，最容易受到寒气的影响。若长期过食生冷食物，寒气会随之进入身体，对胃黏膜造成刺激，使其血管收缩，胃液、胃酸分泌减少，胃肠的消化蠕动力量减弱，脾胃失其健运功能，从而降低了分解食物的能力，消化不良从而导致腹胀。中医认为，调理当以温暖脾胃、补益中气为主，提高肠胃运化食物的能力，对腹胀有很好的缓解作用。

按揉中脘穴，消食缓解腹胀

精准取穴： 从肚脐中央向上4寸即是中脘穴。

推拿方法： 用拇指指腹着力点按中脘穴3分钟，用力均匀，有一定力度，感到指下有胃蠕动感或听到肠鸣更佳。

功效： 主治消化系统疾病，有效缓解腹胀、便秘。

中脘穴

腹胀宜吃食物

山楂
健脾消食

香蕉
益气通便，
助消化

带鱼
暖胃补虚

小偏方大功效

君山银针茶：健脾和胃

取君山银针茶叶3克，将85℃左右的热水冲入杯中至1/3的高度，放入茶叶，再次冲入沸水至八分满后，盖上杯盖闷泡5分钟后饮用。

腹胀调理食谱：山药玉米浓汤

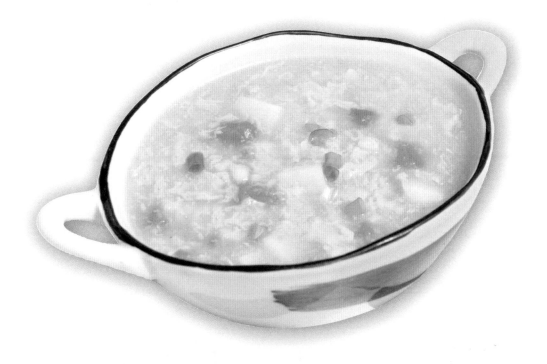

材料：山药、胡萝卜各 80 克，鲜玉米粒 100 克，鸡蛋 1 个。

调料：葱花、盐各 3 克，水淀粉 10 克。

做法：

1 山药洗净，去皮，切小块；胡萝卜洗净，去皮，切丁；鸡蛋打散。

2 锅中倒适量清水烧开，加入山药块、胡萝卜丁煮沸，加入鲜玉米粒煮熟，
  用水淀粉勾芡，再将蛋液缓缓倒入，轻轻搅拌。

3 煮开后加盐调味，撒入葱花即可。

功效：山药健脾养胃，玉米促进肠道蠕动，二者搭配有助于促进消化，健
  脾益胃。

烹饪小妙招：把山药切碎食用，更容易消化吸收其中的营养物质。

胃痛 打通气血，改善胃腑环境

典型症状：胃肠部疼痛、嗳气、胀气、恶心、呕吐、腹泻、胸闷

气虚脾弱，容易引起胃脘痛

由脾胃受损、气血不调引起的胃痛，又称胃脘痛。中医认为，胃脘痛的主要原因是气机不畅，胃络失养，"通则不痛，痛则不通"，出现胃肠部肌肉抽搐疼痛。所以，伴有瘀血阻滞的人及久病体虚的人，都容易患胃脘痛。中医调治胃痛的原理是健脾益胃，改善体内气滞血瘀的环境。

按压胃俞穴，预防胃痛

精准取穴：肚脐水平线与脊柱相交椎体处，往上推2个椎体，其上缘旁开2横指处即是胃俞穴。

推拿方法：用拇指用力按压穴位50~100次。

功效：按压胃俞穴具有使背部放松及活络胃肠功能的效果，可缓解胃痛症状。

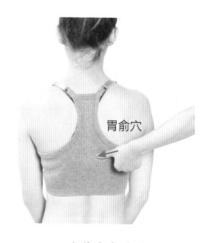

胃俞穴

胃痛宜吃食物

豇豆
补肾健脾

小米
补脾和胃

胡萝卜
健脾暖胃

小偏方大功效

玫瑰金盏菊茶：养胃和胃

取玫瑰花3克、杭白菊2克、金盏花2克、薄荷叶干品1克，将所有材料一起放入杯中，倒入沸水，浸泡3~5分钟后饮用。

胃痛调理食谱：南瓜小米粥

健脾益胃

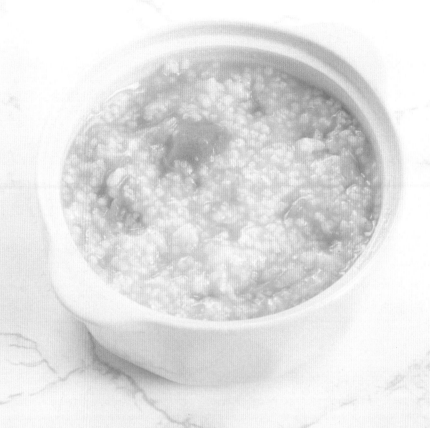

材料： 南瓜 200 克，小米 60 克。

调料： 白糖 3 克。

做法：

1 小米洗净；南瓜去皮、瓤和子，洗净，切小块。

2 锅置于火上，倒入适量水煮沸，放入小米和南瓜块，大火煮沸后转小火煮至黏稠，加白糖调味即可。

功效： 胃脘痛时往往伴随食欲不佳，南瓜和小米搭配食用，可缓解胃部疼痛、增进食欲。

烹饪小妙招： 提前浸泡小米能够让小米在煮之前吸收到足够的水分，这样小米在煮粥的时候就更容易煮黏稠。

肩周炎 舒筋活络，祛除寒湿

典型症状：肩部周围疼痛、功能活动受限

肩周炎，祛除风寒湿邪最重要

中医认为，肩周炎的发病主要是与患者阳气不足或气血亏虚，导致肩部长期受到风、寒、湿的侵袭，造成肩部气血瘀阻不通所致，因此病情往往会在冬季加重，且气血亏虚的女性发病率要略高。调理此病，祛风散寒祛湿才是关键。

按压肩贞穴，改善肩周炎

精准取穴： 在肩关节后下方，腋后纹头直上1寸。正坐垂臂，从腋后纹头向上量1横指处即是肩贞穴。

推拿方法： 用中指指腹按压肩贞穴，每次左右各揉按1~3分钟，可治肩周炎、手臂麻木等。

功效： 主治肩臂疼痛、手臂不举、肩胛酸痛、上肢肿痛、上肢麻痹、上肢瘫痪、耳鸣、耳聋、肩周炎等。

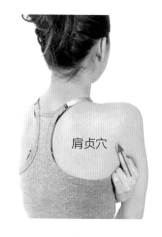

肩贞穴

肩周炎宜吃食物

薏米
渗湿消肿

牛肉
补脾益气

香菇
扶正补虚

小偏方大功效

热敷姜葱泥：舒筋活络

老生姜、葱头各250~400克。捣烂如泥，用小火炒热后加高度白酒再炒片刻。睡前趁热敷在疼痛处，再用毛巾或布条包紧。第二天早上取下，到晚上再炒热继续敷。

肩周炎调理食谱：排骨豆腐虾皮汤

舒筋补钙

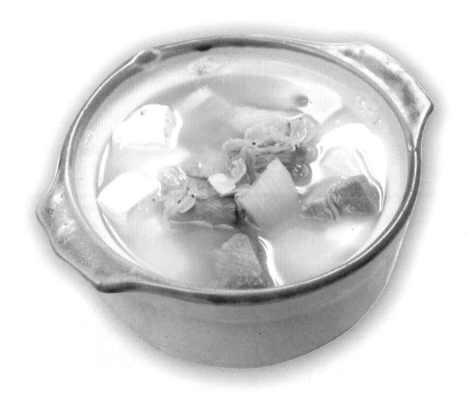

材料： 排骨 250 克，豆腐 300 克，虾皮 5 克，洋葱 50 克。

调料： 姜片、料酒各 5 克、盐 3 克。

做法：

1 排骨洗净，斩段，用沸水焯烫，撇出浮沫，捞出沥干水分；豆腐切块。

2 将排骨、姜片、料酒放入砂锅内，加入适量水，大火煮沸，转小火继续炖煮至七分熟。加豆腐、虾皮、洋葱，继续小火炖煮至熟，加盐调味即可。

功效： 豆腐清热解毒，排骨益气养血，二者富含钙和蛋白质。此汤可强身健体，有效防治肩周炎。

烹饪小妙招： 豆腐也可以切好小块，放热水中焯一下，然后再煮汤，可以去掉豆腐中的豆腥味。

颈椎病 祛寒保暖，呵护颈椎

典型症状：头、颈、肩、背、手臂酸痛，脖子僵硬、活动受限

颈椎病：寒湿是致病的真正根源

中医学认为，人体的颈椎是筋骨汇聚的地方，这里聚集了人体旺盛的阳气，所以中医称颈项部位为"阳明之宝地"。当人体长期保持同一个低头姿势时，上体前倾，颈椎就会处在紧张状态，严重压迫督脉，而督脉总督人体一身之阳气，压抑了督脉自然就压抑了全身的阳气，全身的阳气运行就不再通畅，而阳气是人体精神状态的根本，所以时间一久，伴随着整个脊柱的弯曲，阳气被中断，寒气就会翻身，人也会打不起精神来。

按揉大椎穴，改善颈椎病

精准取穴： 低头时，摸到颈后突起最高的高骨，在这块高骨的下方凹陷处，按之酸麻即是大椎穴。

推拿方法： 用食指按揉大椎穴，以皮肤发热发红为度。

功效： 按揉大椎穴可以使颈部的颈动脉、椎动脉等血脉的血液循环恢复畅通。

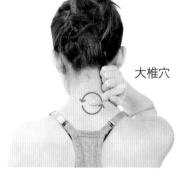

大椎穴

颈椎病宜吃食物

红枣
培补气血

茴香
散寒理气

羊肉
温肺祛寒

小偏方大功效

葛根红小豆粥：
祛风化湿，养护颈椎

取葛根12克、红小豆20克、粳米30克，葛根水煎去渣取汁，加入红小豆、粳米，大火煮沸，再用小火熬至粥成即可。日服2次，一般可连服2周。

颈椎病调理食谱：大麦牛肉粥

强筋健骨

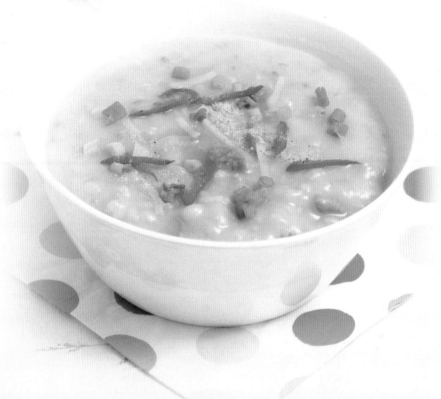

材料： 大麦 75 克，牛肉 50 克，红彩椒 10 克。

调料： 姜丝 10 克，葱花 5 克，胡椒粉、盐各适量。

做法：

1 大麦洗净，用水浸泡 1 小时；牛肉洗净，切末；红彩椒洗净，切丝。

2 锅置火上，倒入适量清水烧沸，放入大麦，大火煮沸后换小火熬煮，粥将熟时加红彩椒丝，熬煮 5 分钟后再加入牛肉末、姜丝、葱花，煮至牛肉末熟透时用胡椒粉、盐调味即可。

功效： 大麦益气宽中，牛肉有滋补脾胃、强筋健骨的功效，对于颈椎部骨骼疼痛有很好的调理作用。

烹饪小妙招： 牛肉肌纤维较粗，不易煮烂，可加少量山楂，加速炖熟。

葱炮羊肉

温阳散寒，呵护颈椎

材料： 羊肉 300 克，大葱 150 克。

调料： 酱油、料酒、植物油、蒜片、醋、香油各适量，淀粉、香菜各少许。

做法：

1 羊肉洗净，切片，用酱油、料酒、淀粉腌渍 15 分钟；大葱洗净，斜切成段。

2 锅置火上，倒入植物油烧热，炮香蒜片，放入羊肉片大火翻炒，约 10 秒钟后将葱段入锅，翻炒一下，再沿锅边淋醋、香油，炒拌均匀，见大葱断生即可。出锅后加小香菜点缀。

功效： 大葱、羊肉均可温肺散寒，对调理寒湿引起的颈椎病有很好的功效。

烹饪小妙招： 腌渍羊肉时加淀粉可使羊肉鲜嫩可口。

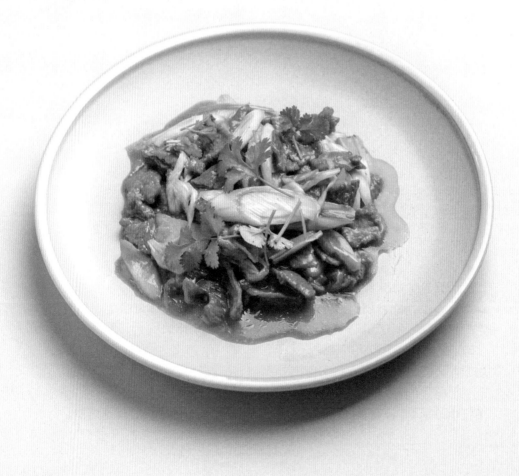

第五章

补气血、调阴阳，解决 99% 的健康隐患

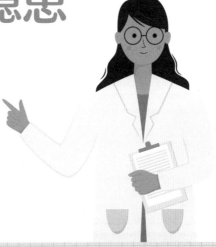

养好气血，美丽又健康

人体里的气血类似于汽车里的汽油

打个形象点的比方，人体里的气血类似于汽车里的汽油，如果汽油加满，汽车就能正常行驶；如果汽油不够，汽车就不能正常行驶。

气血畅通、充足与否，成为衡量一个人能否身体健康的关键。如果一个人工作劳累、生活不规律，就必然会导致气血不足，能供给五脏六腑的动力和能量也会不够，脏腑为了维持正常的生命活动，必须超负荷运转，时间一长就会出现损伤，经络不通、脏腑功能减弱，生病。

气血足，百病除

只有气血充足，才有利于全身经络的通畅，有了充足的气血和畅通的经络，身体的脏腑才能得到更好的濡养，使其功能强健起来。气血充足、经络畅通、脏腑功能强大，身体就会有一个很好的内部环境和强大的免疫体系，既可以及时清理内部的毒素，又能够抵御外来的因素。

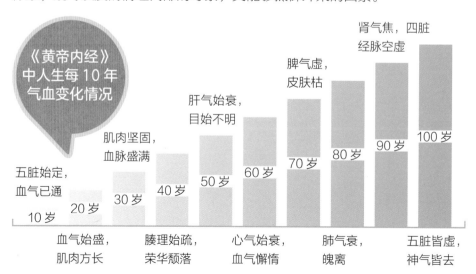

《黄帝内经》中人生每10年气血变化情况

肾气焦，四脏经脉空虚

脾气虚，皮肤枯

肝气始衰，目始不明

肌肉坚固，血脉盛满

五脏始定，血气已通

10岁　20岁　30岁　40岁　50岁　60岁　70岁　80岁　90岁　100岁

血气始盛，肌肉方长　　腠理始疏，荣华颓落　　心气始衰，血气懒惰　　肺气衰，魄离　　五脏皆虚，神气皆去

养生先养气，养颜先养血

气血是人的后天之本，人体的五脏六腑、骨骼经络，乃至毛发、皮肤都必须依靠气血的滋养，没有气血就没有生命。只有气血充足、通畅，我们才能提高免疫力。

养气就是养命

说到"气"，很多人马上想到的就是气体，比如时时存在的空气。而中医学讲的"气"和大家平常认识的"气"有很大区别。中医讲的"气"，它是由先天之精气、水谷之精气和吸入自然界的清气组成。气具有很强的活力，不停地运动着，中医学以气的运动来解释生命活动。气是构成人体及维持生命活动的最基本能量，人们每天的呼吸、工作、学习、吃饭、睡觉等活动，都需要"气"来提供能量。它存在并运行于人体的各个脏腑组织中，时时刻刻都在消耗，所以也需要及时补充。

养血补阴，才能有好身体、好气色

中医认为，无论男人还是女人都以血为本，只有血足了，面色才会红润，头发才会有光泽，精神也才会饱满。一旦阴血不足，就会变得异常憔悴，皮肤枯槁，面色苍白，头发也会干枯。除了面色、皮肤、头发等直接变化外，肝经失去血的濡养，会引起指甲干裂、视物模糊、手足麻木；精血同源，血的不足又会引起肾精不足，从而导致健忘、心悸、失眠多梦、精神恍惚。

胖人要补气，瘦人要补血

中医认为，"胖人多气虚，瘦人多血虚"。这是什么原因呢？气虚之后，人体内气的运动就没有了力量，气化功能就会减弱。气化功能减弱，脂肪和其他杂质便不能得到正常代谢，于是人就会发胖。血虚火就旺，火就是多余的气。瘦人体内的气太多、太足了，超出了正常范围，这必然会给身体带来麻烦。

胖人易气虚，健脾益气是虚胖之人补本的方法

胖人可以吃一些补气健脾的食物，如冬瓜、白萝卜、黑木耳、山药等。其中白萝卜含有辛辣成分芥子油，具有促进脂肪类物质更好的新陈代谢的作用，可避免脂肪在皮下堆积；冬瓜中的营养成分少，但可以去掉体内过剩的脂肪，通便作用较强，脾虚湿重的胖人可以适当多吃。同时还要加强体育锻炼。

瘦人多阴虚火旺，故应进补养阴滋液的食物

瘦人应常选用百合、蜂蜜、苦瓜等滋阴降火的食物，不要过量食用辣椒、八角、桂皮等辛香、辛辣的食物，少吃煎炸爆炒及性热上火的食物。

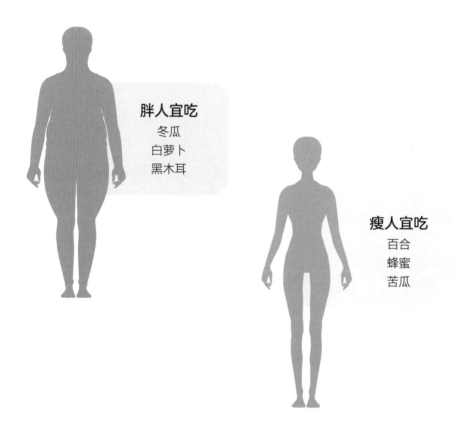

胖人宜吃
冬瓜
白萝卜
黑木耳

瘦人宜吃
百合
蜂蜜
苦瓜

为什么女人最容易"气血两虚"

年轻、美丽、健康,是成就完美女人的三大标准。女人如花,就像鲜花需要阳光、水和肥沃的土壤一样,容貌的养料源自身体内部。容颜易老不过是表面现象,其实反映出女人整个身心功能的衰退。

女性最容易"气血两虚"

高强度的现代生活,再加上经、孕、产、乳等大量失血会导致女性长期的"血虚"体质。中医认为"血为气之母",血虚逐渐加重就会"气血两虚"。气血两虚最容易耗伤肾精,从而形成"气、血、肾"三虚,引发各种病症。

女性患病的根源

血虚 ▸ 气虚 ▸ 气血两虚 ▸ 耗伤肾经 ▸ 气血肾亏虚

气血两虚的表现: 面色苍白、喜暖畏寒、精神不振、咳嗽气短、食欲缺乏、胸闷心悸

气血不虚,女人才能貌美如花

中医美容学认为,人体的美是建立在脏腑经络功能正常、气血津液充足的基础上的。只有调补好身体气血,以内养外,肌肤才会健康。换句话说,只有身体气血充沛,女人才能貌美如花,也就是中医上常说的"有诸内者,必形诸外"。"将相之和,国之始兴,气血之谐,人之悦色",将气血比之为将相,气血通畅是女人健康美丽之本。

"八珍汤"，气血双补第一方

说到调理脾胃、补养气血，中医有许多历经实践的好办法，除多吃红枣、蜂蜜、莲子等食物外，八珍汤也是其中的佳品之一。

八珍汤的功效

八珍汤因含有山药、茯苓、扁豆、莲子等八味主要食材而得名，这些食材都有很好的补益脾胃的作用，非常适合于饮食不规律、脾胃虚弱、气血不足之人食用。

八珍汤的做法

材料：人参5克，茯苓、白术、扁豆、山药、莲子、芡实、薏米各40克，蜂蜜适量。

做法：将上述8种原料加水煎煮成汤。

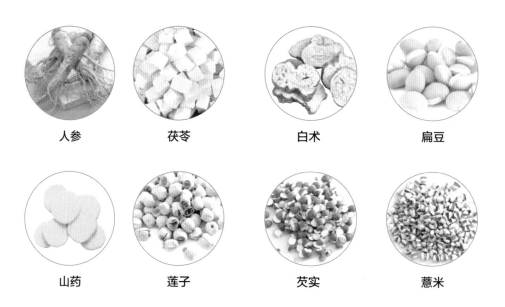

人参　　　　茯苓　　　　白术　　　　扁豆

山药　　　　莲子　　　　芡实　　　　薏米

坐月子补血，北吃小米南吃鸡

产后女性最容易亏血，所以吃对补血的食物很重要。有人说坐月子吃鸡蛋好，有人说喝小米粥好，还有人说喝鸡汤更有营养。究竟哪种坐月子的吃法最好呢？适合自己的才是最好的。

中医认为，人体是"参差不齐"的，坐月子要根据自己的身体状况来进补。南方人和北方人吃的东西往往不一样。

北方人宜补肾元

北方人坐月子通常喝小米粥，这与北方人的体质有关。北方人体质偏水，水性偏寒，寒气通于肾，所以宜补肾元。

小米为肾之谷

李时珍《本草纲目》记载："粟米味咸淡，气寒下渗，肾之谷也，肾病宜食之……降胃火，故脾胃之病宜食之。"就是说肾及脾胃不佳者都能吃小米。小米味甘咸，有和胃温中、清热解渴、健胃、除湿、安眠等功效，内热者和脾胃虚弱者更适合食用它。产后女性体内气血虚弱，而脾胃为气血生化之源，这时适当喝一些小米红枣粥、小米红豆粥、小米红糖粥等，不仅可以补养脾胃，还会有较好的补血功效。

南方气温高，阳虚者多

相对于北方来说，南方气温较高，南方人体质虽然偏火，但因阳气耗散偏大，所以阳虚的情形较多。阳虚的表现就是畏寒，所以应吃一些补阳食物，如鸡、红枣等。

鸡性热，最补阳虚

中医认为，鸡肉性热，入心、心包，能温补心经气血，善于调理心气、心血不足的虚损证。女性坐月子时，吃鸡的方法首选是炖鸡汤。这样，不仅有助于缓解生产过程中流失气血导致的身体疲乏，而且有助于产后抑郁的调理。

补元气，首选气海、关元穴

调理体虚引起的身体不适，如动不动就感到疲倦、稍微活动就挥汗如雨、常感觉气短乏力等症状，可以找到身体自带的"特效药"——气海、关元穴，在穴位上经常推推按按，能起到良好的效果。

"气海一穴补全身"

古人说："气海一穴补全身。"常按摩气海穴有温养益气、补益回阳、益肾固精、强壮全身、延年益寿的作用。

关元穴，历代医家公认的强壮要穴

关元穴是任脉与足太阴脾经、足少阴肾经、足厥阴肝经的交会穴，为三焦元气所发处，联系命门，为阴中之阳穴。它可以补益全身元气，可以保健、延缓衰老。

推拿气海、关元穴，补气虚、强身体

精准取穴：气海穴位于下腹部，脐下 1.5 寸，前正中线上；关元穴位于下腹部，脐下 3 寸，前正中线上。

推拿方法：用拇指或食指指腹分别按压气海、关元穴各 3~5 分钟，动作要轻柔缓慢，推拿至有热感，推拿到位你就可以感觉身体轻松。

功效：推拿气海、关元穴有温养益气、补益回阳、益肾固精、强壮全身、延年益寿的作用。

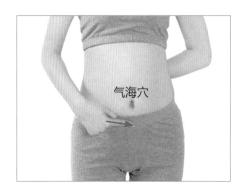
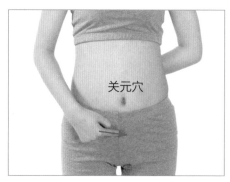

脾胃是气血的"工厂"，气血充足全靠它

脾是人体的库管，脾好气血足

中医认为，脾胃同为"气血生化之源"，是"后天之本"。脾胃虚弱会导致机体对食物受纳、消化、吸收、转化利用的能力下降，造成人体营养不良、体虚、四肢无力等，容易引发各种疾病。因此，健脾胃是强身健体的基础。

脾胃不足对身体有哪些影响

脾胃化生的气血不足或体内耗损过多，常会引起气血亏虚、气血瘀滞，以致皮肤缺乏气血的滋润，出现各种皮肤问题。气血亏虚，会出现面色苍白，头发枯黄、脱落，眼睑下垂，精神萎靡，头晕眼花，疲倦乏力的症状。气血运行不通畅，皮肤代谢的废物无法顺利排出，肤色就显得暗沉，眼圈发黑，并且易滋生斑点、痤疮。所以，用涂涂抹抹的方法美容养颜，只治标不治本。

调理脾胃、补养气血，能有效祛除脸上色斑

脾胃虚弱导致的气血不调，不能有效、迅速地把浊物排出去，浊物停在皮肤里，就容易形成色斑。苓桂术甘汤，源自《伤寒论》，由茯苓、桂枝、白术、炙甘草组成，可以调节脾胃。通过调理脾胃、补养气血，能从根源解决色斑。

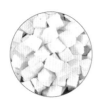

茯苓
健脾宁心，
渗湿利水

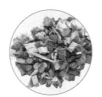

桂枝
健脾开胃

白术
补益脾气

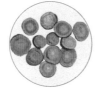

炙甘草
补益脾气，
调和诸药

苓桂术甘汤
(健脾养颜)

材料： 茯苓10克，桂枝9克，
白术9克，炙甘草6克。

做法： 以上四味药，以1000毫
升水煎煮至500毫升。

用法： 每周服用3~4次，可通
阳化气，健脾利水，有效
调节脾胃。

温馨提示： 阴虚内热或津液亏耗
便秘者，不宜服用。

脾虚的八大症状，自查一下你有没有

该如何判断自己是否脾虚呢？通常来说，可根据下面几点来判断。

面色萎黄憔悴

1

中国人本身就是黄皮肤，
但如果这种黄就像风干了的橘
子皮一样，便属于不正常的颜
色。中医认为，面色发黄是体
内湿热的表现，如果同时伴有
脸色晦暗则为寒湿的表现。面
色萎黄，多为脾虚的征兆。

头发干枯发黄

2

这说明气血不足，脾胃
虚弱，不能营养头发，可能
处于一种缓慢的透支体能
状态。如果头发不仅干枯发
黄，还比较稀疏，时常脱
发，这说明肾功能在下降。

食欲不佳

③ 当脾脏出现问题，往往会影响胃功能，出现脾胃虚寒的症状。

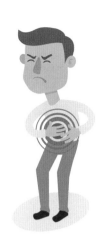

腹胀

④ 脾功能变弱，消化和吸收能力也自然减弱，易出现腹胀及大便不成形的情况。

乏力失眠

⑤ 脾虚会造成人体吸收的营养减少，人体会出现精神不振、肢体困倦等症状，继而影响晚上的睡眠质量。

气短胸闷

⑥ 脾为肺之母，一旦脾虚，肺金失养，就容易出现气短胸闷、痰多、喉咙不爽等情况。

眩晕

⑦ 有的人经常头晕目眩，有的人全天都晕，有的人突然晕几下，有的人还会感觉头痛。

瘀血

⑧ 脾虚可造成脾统血功能异常，易发生出血、瘀血的情况。

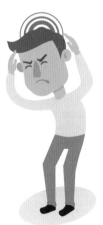

以上都是诊断脾气虚弱的依据，如果至少有一两条相符，同时牙龈呈淡粉色，这说明脾胃虚弱、气血不足，牙龈的颜色越浅，表示气血供应越差，基本上就可以判断是脾虚。

当心寒湿伤脾，燥热伤胃

脾属阴脏，生理特点是喜燥恶湿、喜热怕寒。现代人常食生冷寒凉的食物，会造成脾气虚弱、脾胃虚寒的现象。因此，保养脾脏要遵从醒脾、健脾、护脾、温脾的原则。

胃属阳脏，胃的生理特点是喜润恶燥、喜寒恶热。许多人饮食无节制，常吃辛辣、油腻刺激的食物，这样会损伤胃阴。因此，保护胃应以清热、和胃为原则。

饮食方面如何健脾胃

饮食方面，除了节制饮食不要过量之外，还包括定时吃饭、细嚼慢咽、不偏食、饭前饭后半小时不要喝较多的水。粥是健脾的好帮手。用莲子、白扁豆与薏米煮粥食用，或者银耳、百合与糯米煮粥食用，或者山药、土茯苓与炒焦的粳米煮粥食用，都有健脾祛湿、清热的效果。晚饭1小时后吃适量水果，可帮助健脾胃。

健脾胃饮食小妙招

取生姜丝30克、山楂20克，用少许糖、醋拌食，可醒脾助消化。

取鲜橘皮10克，打碎成细粒后用糖浸渍20分钟，再和入面粉制成糕点食用，可护脾和胃。

取红薯100克、生姜3片，加入适量蜂蜜同煮。吃红薯和生姜，并饮姜汤，有温脾和胃的效果。

取生蒜泥10克，用少许糖、醋拌食，不仅有醒脾开胃的功效，还能够预防肠道疾病。

> **养生热点　专家答疑**
>
> Q：如何使用调养脾胃的小香包呢？
> A：中医认为，芳香之气有调养脾胃的功效。用薄荷、藿香、佩兰等芳香药材做成香包佩戴，可醒脾、健脾。以肚脐为中心，按顺时针方向用手掌摩擦腹部约30次，每天按摩2~3次，可以调顺脾胃、畅通经络、促进气血的化生。

脾胃养得好，不变胖、不衰老

现代人口味偏重，嗜食肥甘厚腻、辛辣之品。有些朋友虽然嘴上说要减肥，但是从来不控制自己的饮食，重口味食物吃个不停，时间一长脾胃不堪重负，就会出现虚弱的症状。

为什么肥胖的人多脾虚

一方面是因为饮食习惯导致的脾胃损伤，另一方面是因为"肥人多痰湿，湿困脾土"。中医认为，脾喜燥恶湿，这和脾的主要生理功能——"运化水湿"密切相关。痰湿之邪最易耗伤脾阳，所以肥胖者多脾虚。

脾虚型肥胖的危害有哪些

脾虚型肥胖也可以理解为"虚胖"，这样的人浑身没力气，不像那些真正"实胖"的人有精神。肥胖虽然本身不是病，但却是诱发心脑血管疾病、代谢性疾病，甚至是癌症的根源之一，所以各位朋友一定要重视。改善肥胖，祛湿化痰是关键。

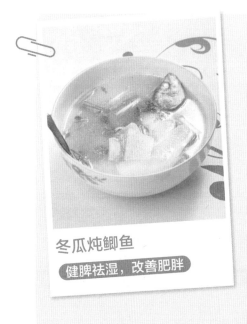

冬瓜炖鲫鱼

健脾祛湿，改善肥胖

材料： 鲫鱼1条，冬瓜150克。

调料： 盐、葱段、姜片、香菜末、植物油各适量。

做法：

1 鲫鱼去鳞、鳃和内脏，洗净，控水；冬瓜去皮除瓤，洗净，切成薄片。

2 植物油烧热，先下葱段、姜片爆出香味，放入鲫鱼煎至两面发黄，加3大碗凉水煮沸。

3 盛入砂锅内，加冬瓜片，小火慢煨约1小时至鱼汤呈奶白色，放入香菜末、盐即可。

用法： 佐餐食用，食鱼肉、喝鱼汤。

功效： 有健脾除湿、清热利尿的作用。

养脾胃特效穴位：天枢、脾俞、胃俞

中医认为，肺与大肠相表里，肺主气，具有宣发肃降的作用，大肠的传导气化依赖于肺气的推动及宣降，按揉天枢穴可补肺气、调脾胃。脾胃同为"气血生化之源"，是"后天之本"。因此，按压脾俞穴、胃俞穴可以健脾胃，是强身健体的基础。

按揉天枢调脾胃

按揉天枢穴（脐旁开 2 寸），可疏调肠腑、理气行滞、消食。

具体方法：用双手拇指或食指、中指两指轻轻按揉天枢穴，每次 3~5 分钟。

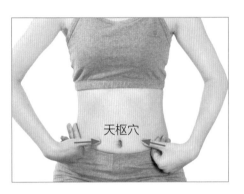

按压脾俞穴补脾气

按压脾俞穴（第十一胸椎棘突下，旁开 1.5 寸）具有使背部放松及活络胃肠功能的效果，可以调理胃下垂。

具体方法：用拇指指腹适当用力按压脾俞穴 3~5 分钟。

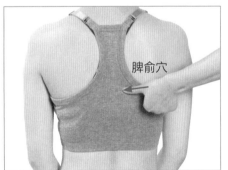

按压胃俞穴强健脾胃

按压胃俞穴（第十二胸椎棘突下，旁开 1.5 寸），有健脾益胃的功效，能促进消化吸收，缓解恶心、呕吐症状。

具体方法：用拇指指腹用力按压或揉压两侧的胃俞穴 5~10 分钟。

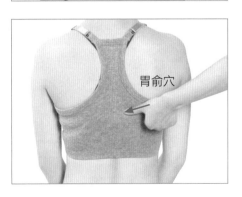

补养脾胃首选黄色、甘味食物

五色中黄色入脾，可提供优质蛋白、脂肪、维生素和微量元素等，常食对脾胃大有裨益；甘入脾，甘味食物具有滋养、补脾、缓急、润燥、帮助脾运化的作用。

脾胃不好，多食黄色食物

五行中黄色为土，因此，黄色食物摄入后，其营养物质主要集中在中医所说的中土（脾胃）区域。以黄色为基础的食物如南瓜、玉米、花生、大豆、土豆等，可提供优质蛋白、脂肪、维生素和微量元素等，常食对脾胃大有裨益。

此外，在黄色食物中，维生素 A 和膳食纤维含量均比较丰富。维生素 A 能保护肠道，可以减少胃炎、胃溃疡等疾患的发生；膳食纤维可刺激肠蠕动，加速粪便排泄，保护肠胃，调理便秘。

甘入脾，养脾宜食"甘"

中医认为甘入脾，所以养脾宜食"甘"。但要注意，这里所说的甘味，不仅仅指甜，还包括淡味，如大米、小米、白面等就属"淡味"。甘味食物具有滋养、补脾、缓急、润燥、帮助脾运化的作用。木耳、丝瓜、苹果、西瓜、红枣等均属于甘味食物，在日常生活中不妨经常注意适当食用一些。

养生热点　专家答疑

Q：为什么多动脚趾可以养脾胃？

A：中医认为，人体十个脚趾分别与脏腑相通，即大脚趾对应肺和大肠，二趾对应脾和胃，三趾对应心和小肠，四趾对应肝和胆，小趾对应肾和膀胱。所以刺激脚趾，能通过经络反射到相应的脏腑器官，从而有效调节脏腑功能，使其正常运行。平时不妨多做做用脚趾抓地或抓鞋底的动作，每次5分钟左右即可，可以两脚同时进行，也可分别进行，每天2~3次。

温热食物养脾胃，暖胃更暖心

有不少人喜欢吃冷、硬的食物，如一年四季都爱喝碳酸饮料、爱吃各种各样的零食等，这都会对脾胃带来不良影响。常言说得好"软、热、少对脾好，冷、多、硬脾易病"，要想脾胃不受伤，适当摄入温热食物很有必要。

适当多吃牛羊肉

牛羊肉等红肉含有较多的蛋白质、碳水化合物及脂肪，有益肾壮阳、温中暖下、补气活血的功效。其中，牛肉有补中益气、强健筋骨、滋养脾胃等功效；羊肉是补元阳、益血气的温热补品，有暖中补虚、补中益气、开胃健力、益肾气的功效。食用牛羊肉后不仅可以促进阳虚体质的新陈代谢，增强其内分泌功能，还有很好的补益身体作用，因而御寒的效果非常好，在寒冷的冬季可以适当多吃一些。

多食姜、枣、山药等温热食物

姜、枣、山药等温热食物，不仅可以加快血液循环，驱除体内寒气，还有温养脾胃的作用，从血脉根源减少受寒的可能性。

冬季多喝热汤粥

对于体质虚寒、怕冷体弱的朋友来说，多喝热汤和热粥是增强抗寒能力的好方法。莲子粥、枸杞子粥、牛奶粥、八宝粥、红枣山药粥、五色粥等有健脾胃功效；山药排骨汤、杜仲乌鸡汤等有润泽脏腑、平补滋阴的功效，很适合怕冷的朋友在冬天食用。

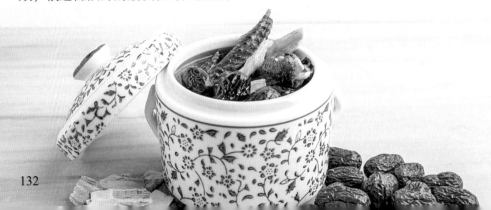

粥膳养生，把脾胃补得暖暖的

粥可以调和脾胃气血，保健养生，让人脸色佳、身体好。对于经常忙于工作、起居无定时、吃饭无定量的朋友来说，时常喝点养生粥，善待一下自己的脾胃，是一件很有益的事情。

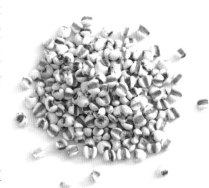

常喝粥，补气血、暖脾胃

粥营养丰富，如薏米粥可以健脾和胃，红枣粥能补血护肝，小米粥能益补中焦气血，党参粥能补气健脾……这些粥对脾胃虚弱、身体气血不足的状况都有一定调理效果。

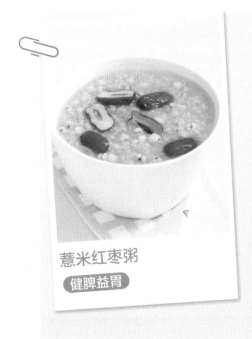

薏米红枣粥

健脾益胃

材料： 糯米100克，薏米50克，红枣5枚。

调料： 红糖10克。

做法：

1 薏米、糯米分别淘洗干净，用水浸泡2小时；红枣去核，洗净。

2 锅置于火上，倒水烧开，放入薏米、糯米，用大火煮沸后转至小火，再加入红枣，熬至米粒糊化成粥状，最后加红糖调味即可。

用法： 早晚食用。

功效： 红枣有健脾益胃、益心润肺的功效，薏米有健脾去湿的功效，二者一起煮粥可以调理脾胃不和、消化不良等。

姜红茶，暖脾胃活血功效好

生姜为姜科植物姜的根茎，其外形扁平，肉质肥厚，有芳香和辛辣味，既可食用鲜品，也可食用干品，是一种重要的日常烹饪作料，与葱和蒜并称为"三大作料"，一般很少作为蔬菜单独食用。

生姜可活血散寒、祛寒湿

生姜性温而味辛，含多种活性成分，不仅具有祛湿活血、暖胃散寒、解毒止呕的作用，还能消除体内垃圾，益于身体健康。生姜中含有丰富的姜辣素，有发热散寒、温中健胃的功效，能很好地祛寒除湿。

生姜中所含的姜烯可以保护胃黏膜细胞，并增加胃液的分泌，促进肠道的蠕动，提高食欲，增强消化吸收的能力。

暖胃红茶，最宜冬天饮用

红茶汤色红艳，香甜味醇，且其中富含茶黄素、茶红素等多种营养成分，有促进胃肠蠕动、促消化、增进食欲的功效，同时还有很好的利尿、消除水肿及强壮心脏功能的作用；再加上其性味偏温，最适合于冬天饮用。

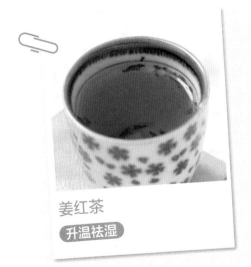

姜红茶
升温祛湿

材料： 生姜 20 克，红茶 5 克。

调料： 红糖 10 克。

做法： 三者一起放入保温杯内，加 500 毫升开水冲泡，加盖闷 10 分钟即可饮用。

功效： 红茶、生姜、红糖都属于热性食品，三者一起泡茶饮用，可促进血液循环、增强身体代谢功能，从而暖体升温。

玫瑰红枣枸杞子茶，除皱润肤效果佳

很多女性朋友都会面临同样的皮肤问题——干燥、皱纹，于是，拼命地往脸上涂抹各种保湿水、乳液、润肤霜，但是，皱纹还是有增无减，脱皮的现象还是时有发生，尤其是上妆后的脸。

由内而外调养，效果胜于护肤品

其实，除了选择适合自己的护肤品之外，还可以喝玫瑰红枣枸杞子茶，由内而外对抗干燥，舒展皱纹。

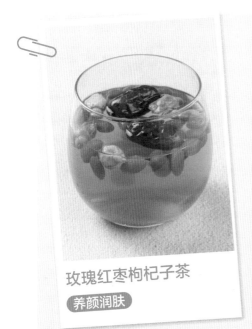

玫瑰红枣枸杞子茶
养颜润肤

材料： 玫瑰 5 朵，红枣 2 枚，枸杞子 10 克，蜂蜜适量。

做法：

1 将红枣、枸杞子用清水洗净。
2 将玫瑰花、红枣、枸杞子一起放入杯中，加适量沸水，盖上盖子闷约 5 分钟，待水转温后，调入蜂蜜即可。

用法： 早晚饮用。

功效： 调经活血，减少皱纹，养颜润肤，降脂减肥，消除疲劳，调理口臭。

温馨提示： 适合贫血、气色不好、面色无华、皮肤干燥、手脚冰凉、经常熬夜者饮用，经期、孕期及发热、腹胀气滞者不宜饮用；泡饮玫瑰花时，最好不要添加茶叶，否则会影响玫瑰花的功效。

按摩眼部六大穴，快速消除黑眼圈

熬夜过后，清早起床看着镜子中的两块黑乎乎的黑眼圈，一天的好心情就没了，就算涂上厚厚的粉底也无法遮住。其实，只需要简单按摩几个穴位就可以和熊猫眼说再见。

从眉梢到太阳穴、下眼眶、内眼角，这是眼周的C形区域，这一区域包括6个穴位：丝竹空穴、瞳子髎穴、太阳穴、四白穴、睛明穴、攒竹穴。如果黑眼圈过重，还可以加上鱼腰穴和阳白穴。

精准取穴： 丝竹空穴为手少阳三焦经的终止穴，取穴眉梢处；瞳子髎穴为足少阳胆经的起始穴位，取穴外侧眼角旁边，眼眶外缘的凹陷处；太阳穴为经外奇穴，在眉梢与目外眦之间，向后约1横指的凹陷处；四白穴在眼睑下方，目正视，瞳孔直下，

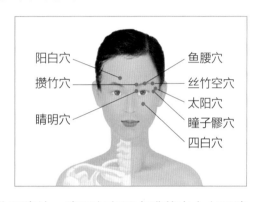

在鼻翼上端水平位置上，当眶下孔凹陷处；睛明穴在目内眦稍内上方凹陷处；攒竹穴在眉头凹陷中，约在目内眦直上处；鱼腰穴在瞳孔直上，眉毛正中；阳白穴在鱼腰穴向上1指宽的凹陷处。

按摩方法： 用无名指或小指轻轻按住穴位，原处点揉1分钟，不要让局部皮肤出现大范围的活动。按摩后再涂抹眼霜。用指肚由内向外轻轻地、顺着肌肤的纹理涂抹，也可用中指或小指轻轻弹动，不要上下搓动、来回涂抹。

功效： 温经通络、活血化瘀。改善局部血液循环，提高新陈代谢能力，暗沉、色斑、细小的皱纹会慢慢消失，缓解眼周早期出现的问题，打造健康美目。

艾灸脾经，脾旺气血足，脸色好

现代人由于生活不规律、饮食不科学，以及工作、生活的压力，脾脏会受到不同程度的伤害，从而影响气血充足和畅通。如果想要气血足，就要养好脾，艾灸脾经是一个好方法。

人五脏六腑之血，全赖脾气统摄

中医认为，脾主生血统血。脾为后天之本、气血生化之源。我们平时吃的食物都要通过脾运化成水谷精微，再经过气化作用生成血液，供给身体所需。脾气健运，化源充足，则血液充足。如果脾失健运，生血物质匮乏，则血液亏虚，出现头晕眼花，以及面、唇、舌、甲淡白等血虚征象。因此，要想身体健康，首先要健脾，脾旺则气血足。

艾灸脾经可升阳理气，呵护气血

因为脾以升为和，而艾灸正好有升阳理气的功效，所以想要健脾，可以用艾灸脾经的方法来实现。为了方便有效，可选择脾经在腿上的重点穴位隐白穴、公孙穴、三阴交穴、地机穴、血海穴来艾灸。

隐白穴： 足太阴脾经的井穴，于足大趾末节内侧，距趾甲角 0.1 寸，有健脾和胃、益气摄血、宁神定志的功效。

公孙穴： 八脉交会穴，位于足内侧缘，当第一跖骨基底部的前下方，能健脾和胃、理气化湿。

三阴交穴： 三阴交穴是足太阴、足少阴、足厥阴经的交会穴，位于内踝尖上方 3 寸胫骨后，能健脾和胃、调补肝肾、行气活血、疏经通络。

地机穴： 足太阴脾经的郄穴，位于内踝尖上 10 寸胫骨后，有健脾利湿、调补肝肾、理血固精的功效。

血海穴： 位于大腿内侧，膝盖骨内侧端上 2 寸，内侧肌隆起处，能理血调经、祛风除湿。

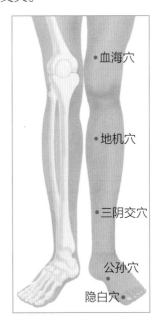

脾胃虚弱，记忆力下降，按摩手心效果好

许多朋友由于饮食不规律，或者节食减肥不当，或者思虑过度，很容易出现脾胃虚弱。脾胃虚弱，就会出现记忆力下降、消化不良、食欲缺乏、面色萎黄等，会给工作和生活带来各种问题。

脾胃虚弱会导致记忆力下降

中医认为，脾是藏意的。"意"就是忆的意思，就是将外界获得的知识经过消化取舍，保留下来形成回忆的印象。如果脾的功能强大，对于食物和营养的吸收能力强，气血充盈，其他脏腑也能得到充足供应，这样自然思路清晰。然而，现代很多人不仅要忙于工作，还要兼顾家务事，压力很大，往往用脑过度。这样，很容易暗耗脾气，使脾的运化能力减弱。

养脾胃，按揉手心简单又有效

如果想要强健脾胃，不能吃许多大补的营养品，因为这样不仅不会补脾胃，反而会因为太多油腻滋补使得脾越来越虚弱。所以，要健脾不要期望一食一药的功效，它是一个长期工程。其实，养脾胃很简单，可以通过按摩手心的方式。

按摩劳宫穴，可提高记忆力

简易取穴：劳宫穴位于掌心横纹中，即屈指握拳时中指指尖所点处。

按摩方法：按摩前最好先洗手，再涂点护肤品，起到润滑作用；按摩时力度宜稍轻，动作和缓，用食指按揉15分钟，直至发热；按摩后最好饮1~2杯清水，促进新陈代谢。

功效：清心和胃，消除面疮，提高记忆力。

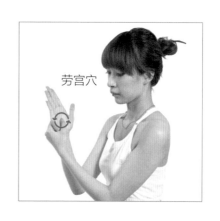

劳宫穴

肺主皮毛，肺好气色好、颜值高、呼吸畅

肺是治理百脉气血的"相傅之官"

在人体器官中，心排在第一把交椅。肺在人体脏腑中的地位仅次于心，可以排在第二把交椅。所以，《黄帝内经》称心为"主君"，而肺为"相傅"。

肺是人体的"丞相"

《黄帝内经》中说："肺者，相傅之官，治节出焉。"意思是说，肺就像丞相，主要负责辅佐君王和协调各器官调治全身。肺脏掌控全身气血运行，它就像一个"大管家"，统管着全身气血的分配。如果肺脏稍有闪失，就会使机体气血运行不畅，直接影响到五脏六腑的正常工作。

肺朝百脉

《黄帝内经》中说"肺朝百脉"。"脉"，在这里主要是指经脉。也就是说，肺不仅协助心脏将血液输送到血管，而且还将血液输送到全身各处，濡养着人体经脉。

肺主治节

"节"就是说肺管理着我们身体的节奏。正因为肺的"治节"之功，人体的呼吸才会一呼一吸，平和均匀。如果我们呼吸不均匀，肺脏推动经脉输布的力量就会很弱，不利于经脉对营养物质的输送；相反，如果呼吸均匀有力，肺脏推动经脉输布的力量就会增加，这样就会有汗液从身体排出。许多养生方法，比如打坐、瑜伽都以调节人体的呼吸节奏为主，从而使身体的气血运行更有力。

要皮肤保持柔美，少不了滋阴润肺

皮肤干燥除了会让皮肤老化、易长皱纹、导致脱皮而破坏肌肤的美感外，还会导致发痒。要想皮肤好，不是光用一些护肤品就能实现的，滋阴润肺才是根本的美颜方法。

肺脏的阴阳平衡，直接决定我们皮肤、毛发的状态

中医讲，"肺主皮毛"，肺脏的阴阳平衡，直接决定我们皮肤、毛发的状态。当肺脏有火、内热不清时，反映在皮肤表面，就是干燥和出油。肺脏和皮肤都是直接接触外部空气环境的，它们以对抗外部环境作为自身调节的原则。干燥的环境，使肺脏的黏膜供水能力吃紧，人会变得容易感冒、咳嗽，而反映在皮肤上，就是干燥、脱皮、毛孔粗大等问题。

滋阴润肺，解决皮肤干燥等问题

要从根本上解决皮肤干燥的问题，就要滋阴润肺，使肺脏有更充足的体液滋润。当肺脏得到充分滋养，肺泡黏膜不再缺水，皮肤就会滋润起来。

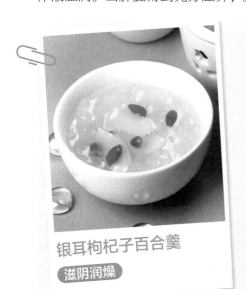

银耳枸杞子百合羹

滋阴润燥

材料： 干银耳、鲜百合各10克，枸杞子5克。

调料： 冰糖5克。

做法：

1 将干银耳放入盆内，用温水浸泡30分钟，待其发透后将蒂头摘去，将杂质拣去；鲜百合掰瓣洗净。

2 将泡发好的银耳撕成片状，放入洁净的锅内，加水适量，武火煮沸后，再用文火煎熬1小时，然后加入冰糖、鲜百合、枸杞子，直至银耳炖烂即可。

用法： 早晚食用。

功效： 滋阴润肺。

脸色好不好看，肺说了算

自古以来，文人墨客常用"面如桃花"形容娇美的容颜。桃花一样的面容，除了要拥有白皙、细腻的特点之外，还必须有红润的颜色。

面色苍白、黯黄，不能排除肺虚的因素

无论是健身还是美容都讲究"内调外养"，如果要远离面色苍白、黯黄等烦恼，那就要先把五脏调养好。从中医角度来说，面色苍白、黯黄多是肝肾功能差，气血不足所致，而且不能排除肺虚的因素。因为五行养生学认为，白色入肺，肺又有主皮毛的功能，面色苍白多与肺功能变差有关。所以，那些面色苍白或黯黄的人，除了补血外，还要加强补气养肺。

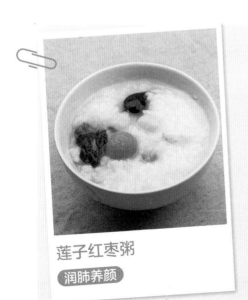

莲子红枣粥

润肺养颜

材料：莲子 15 克，红枣、桂圆各 10 克，百合 5 克，大米 50 克。

做法：

1 百合用少许冷水泡发，红枣、莲子、桂圆和大米一起淘洗干净。

2 将上述处理好的食材一起入锅，加水 1000 毫升，大火烧开后转小火熬煮至成粥即可。

用法：早晚食用。

功效：健脾补肾，补气养血，滋阴养肺，红润皮肤。

五脏之中肺最娇嫩，最容易受伤

肺脏掌控着人体的呼吸功能，需要分秒不停地工作。中医认为，肺脏的健康关系人的性命。中医将肺称为"娇脏"——娇嫩的脏器。在所有器官中，肺的自我保护能力最差。

季节的变化容易使肺部"受伤"

中医认为，肺叶娇嫩，不耐寒热燥湿，而肺又和外界相通，外邪很容易伤肺，其中秋冬季节燥邪引起的肺部问题最多见。肺燥最容易伤津，肺津受了伤，肺缺少了滋润，就会造成咳喘、气虚、气短和唇、舌、咽、鼻干燥的现象，时日一长，则会影响肺的正常生理功能。

污染日益严重的空气，会使肺部负重累累

如今，空气污染严重，雾霾早已如空气一样和人们形影不离，雾霾中所含的灰尘、细沙、病毒、细菌会严重伤害人们的肺脏。当肺脏受外邪侵袭，肺气就会虚衰，而肺气虚又容易导致肺功能下降，肺宣降失常，不仅会使人体出现气短喘息症状，更容易被外邪侵扰，引发多种疾病。

现代生活环境不利于肺脏健康

国外研究指出，复印机等现代办公设备，会散发出对人体有害的气体，可能会造成呼吸困难。长时间在这种环境下工作，还会导致肺部疾病的发生。高污染工厂向大气中排放的二氧化硫等有害气体，对肺部健康的威胁也十分大。

养生热点　专家答疑

Q：经常熬夜的人如何养肺？

A：中医认为，熬夜是暗耗阴液的一个过程。熬夜者要及时补充"阴津"，适当吃些补阴虚的食物，如百合、鸭肉、黑鱼、海蜇、藕等。

特效养肺穴位：列缺、太渊、肺俞

人们通过肺进行呼吸，肺在五脏六腑中位置最高，覆盖诸脏，故有"华盖"之称。中医认为，肺气不足，则会表现为少气懒言、自汗疲倦，见于哮喘等肺系疾病。经常按揉列缺穴、太渊穴、肺俞穴，有调理肺气的功效。

掐按列缺穴止咳平喘

掐按列缺穴（在前臂桡侧缘，桡骨茎突上方，腕横纹上 1.5 寸，肱桡肌与拇长展肌腱之间），可止咳化痰、调节肺功能。

具体方法： 用拇指指尖掐按列缺穴 3~5 分钟，以有酸、胀感为度，每天 5~10 次。

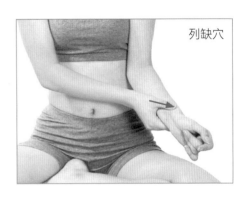

列缺穴

按揉太渊穴止咳润肺

按揉太渊穴（仰掌，腕横纹之桡侧凹陷处），可调理肺气。

具体方法： 用拇指或食指、中指两指轻轻按揉太渊穴，每次 2~3 分钟。

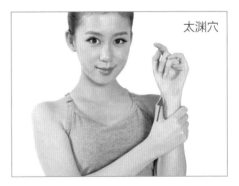

太渊穴

按揉肺俞穴补肺气

按揉肺俞穴（第三胸椎棘突下，旁开 1.5 寸），可宣通肺气、增强呼吸功能。

具体方法： 用拇指或食指、中指两指轻轻按揉肺俞穴，每次 3~5 分钟。

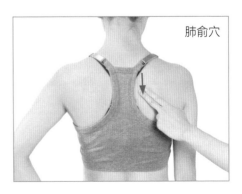

肺俞穴

养肺首选白色、辛味食物

在中医学中，有五色入五脏的说法，不同颜色的食物，对不同的脏腑有特殊的保养作用。其中，红色补心，绿色养肝，黄色益脾，白色润肺，黑色补肾。与肺相对应的是白色食物，比如莲藕、冬瓜、银耳、雪梨、百合一类，这些食物也多是平性偏凉的食物，有很好的滋阴润燥作用。

白色食物让你呼吸顺畅睡得香

五行中，白属金，入肺，偏重于益气行气。按照中医"肺为水之上源""肺与大肠相表里"，以及五行中火能克金，金可耗火的理论，白色食物特别是白色的水果和蔬菜，大多具有清热、利水、通肠、排便、化痰等功效。

最有效的补肺白色食物：白萝卜和梨

民谚云：十月萝卜小人参。中医认为，白萝卜味辛甘、性凉，入肺、胃经，具有宽胸舒膈、健胃消食、除痰止咳、润燥生津、通利二便等功效，尤其适合肺气肿患者和肺热的人。

梨性寒，味甘，入肺、胃经，有生津解渴、润肺去燥、止咳化痰、利咽生津等功效。民间称梨"生者清六腑之热，熟者滋五脏之阴"，因此，梨榨汁生吃能够清热泻火，调理咽喉疼痛、便秘尿赤等。

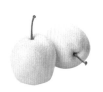

梨
润肺止咳

银耳
滋阴润肺

大白菜
清热润肺

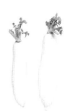

白萝卜
润肺化痰

肺有四怕：怕寒、怕燥、怕热、怕脏

《黄帝内经》说："肺者，气之本。"肺时刻不停地呼吸，才能维持人的生命活动。可是日常生活中，肺也有自己最怕的敌人，只有知己知彼，才能高效护肺。

肺怕寒

肺位于胸腔，经络与喉、鼻相连。寒邪最容易经口鼻犯肺，使肺气不得发散，津液凝结，从而诱发感冒等呼吸道疾病。反反复复可使人体免疫力下降，或引发慢性鼻炎。

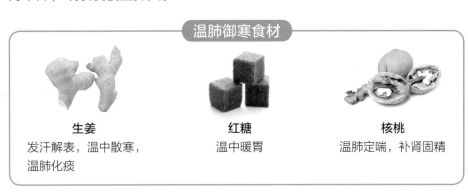

温肺御寒食材

生姜
发汗解表，温中散寒，温肺化痰

红糖
温中暖胃

核桃
温肺定喘，补肾固精

肺怕燥

肺在五行中属金，与秋气相通。秋天气候干燥，容易耗伤津液，所以秋季常见口鼻干燥、干咳无痰、皮肤干裂等。秋季养生应固护肺阴，少吃辛辣之品，以免加重秋燥对人体的危害。

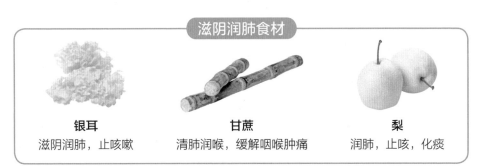

滋阴润肺食材

银耳
滋阴润肺，止咳嗽

甘蔗
清肺润喉，缓解咽喉肿痛

梨
润肺，止咳，化痰

肺怕热

肺受热后容易出现咳、喘（气管炎、肺炎）等症状。如果肺胃热盛，还可能导致面部起痘、酒渣鼻等，从而降低颜值。

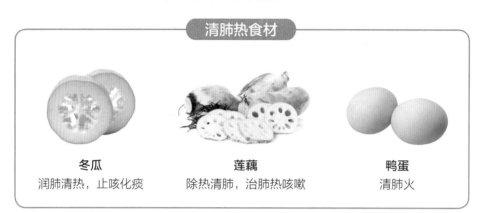

清肺热食材

冬瓜
润肺清热，止咳化痰

莲藕
除热清肺，治肺热咳嗽

鸭蛋
清肺火

肺怕脏

肺对环境的要求很高，清新的空气是它的最爱。在尾气密集、烟味弥漫的环境内待太长时间，肺就会提出抗议，甚至"中毒"。当肺脏有毒素时会表现为：皮肤晦暗、便秘。

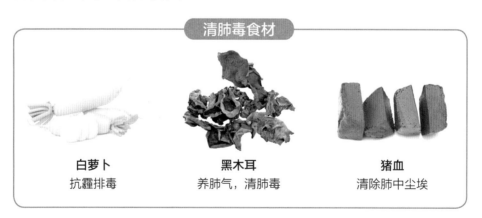

清肺毒食材

白萝卜
抗霾排毒

黑木耳
养肺气，清肺毒

猪血
清除肺中尘埃

秋季多吃润肺生津的果品

中医五行养生学认为，秋季和人体的肺相对应。中医认为秋燥最伤肺。因为肺是"上水之源"，同时又是一个"喜湿恶燥"的"娇脏"，它比其他四脏更需要水湿的滋养及濡润，它的头号天敌是"燥邪"。所以，在秋天必须要滋阴除燥，从而保证肺脏的健康，才能免除肤发干燥、口渴咽干，及各种呼吸系统疾病的困扰。

燥邪是怎么伤肺的

中医认为，肺主秋季，秋天燥邪当令，天气收敛，气候干燥，水分匮乏，而肺作为人体的"娇脏"，天性喜润而恶燥。再加上肺主气司呼吸，开窍于鼻，直接和大自然的空气相通，所以燥邪很容易从口鼻侵入肺脏，从而伤及肺阴。这时，就应该以润肺、祛肺燥为主。

秋天燥气当道，滋阴润肺最重要

秋季要多吃一些滋阴润燥、生津润肺的果品，如梨、苹果、甘蔗、香蕉等；还可多吃具有祛燥除火作用的食物，如银耳、莲藕、西瓜、绿豆等。

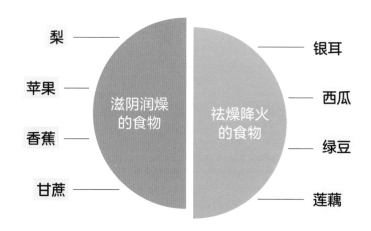

要使皮肤丰满无皱，吃"猪皮冻"养肺

人们都说"岁月无情催人老"，一般情形下，无论是男还是女，只要经历了岁月的风雨，或是到了一定年纪，皮肤表面就会出现一道道皱纹。除非驻颜有术，否则眼角、面容及脖颈等部位的皮肤上的皱纹会将你的实际年龄暴露无遗。

把肺养好，你也能拥有"不老的容颜"

学会保养并不需要花费多少资金，在我们的身边也有很多"不老神话"，而且他们的保养方法经济且实惠，就是把肺养好。养好肺，增强它主行水、主皮毛的功能，身体肌肤得到充足营养，喝饱了水分，自然饱满有弹性，不容易长皱纹。即使到了中年甚至老年，都要比身边的人年轻许多。

润肤去皱，猪皮比很多高级去皱面霜还好

早在我国古代就已经有人用猪皮来治病、美容了。汉代医圣张仲景在《伤寒论》中指出猪皮具有"和血脉、润肌肤"的功能。猪皮味甘、性凉，可清热滋阴、生津止渴、滋润肌肤、减少皱纹、延缓衰老。

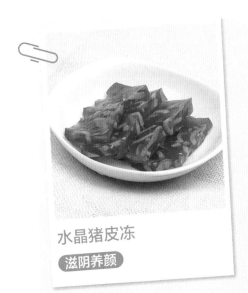

水晶猪皮冻
滋阴养颜

材料： 猪皮 500 克，干百合 40 克，红枣 50 克。

做法：

1 将百合泡发，红枣去核洗净；将猪皮去毛洗净，切作小块。

2 将上述处理好的食材一起放进锅中，添水 600 毫升。熬煮成浓汁，冷却后放置在冰箱中保存。

用法： 食用时，将它切成薄片，佐酱油、醋等蘸料食用。

功效： 滋阴补肺，润肤去皱。

脸上长痘痘，肺热在作怪

脸上长痘痘是年轻人最烦心、苦恼的事情，应该找出原因尽量避免。脸上长痘痘有多种原因，通常来说，右脸颊长痘痘是肺中有热及肺部有炎症的反映。如果肺火上升，就会经常喉咙干燥、痰多咳嗽，右脸颊时常长痘痘。

肺热型痘痘，应该忌食易敏感食物

肺热型痘痘是丘疹状的，就是一个一个的小痘，平时容易口干、心烦，舌苔很黄，这是典型的上火症状。这种情况下，要注意饮食和情绪调理，应该停止摄入海鲜和酒类等食物，因为这些食物会让你的气管、支气管、肺部更加不适。

祛痘润肺应该怎样做

肺热型痘痘通常在秋天出现，而且多伴有咳嗽、咽痒、咽痛、有痰的症状。这种情况下，降火可以滋补润肺为主。

白芷祛痘法：消炎美肤

材料： 白芷 3 克，蜂蜜一匙，清水少量。

用法： 先将白芷磨成粉，再用清水或蜂蜜调和，然后涂在脸颊两侧长痘痘的部位。

功效： 消炎祛痘，美白肌肤。

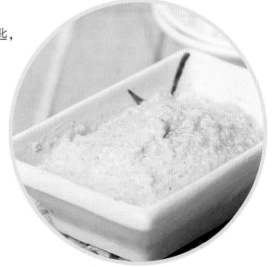

酒渣鼻，肺热的煎熬

酒渣鼻，又称红鼻子、酒糟鼻。主要特征是鼻部发生黯红色斑片，其上有毛细血管扩张和丘疹脓疱。一旦被这种疾病缠身，不仅影响形象，而且瘙痒难忍。最令人烦恼的是这种病反复发作，经久不愈。

酒渣鼻的病根在于肺热

酒渣鼻是什么原因引起的？确切地说，酒渣鼻是因血管舒缩神经机能失调而出现的慢性皮肤病。中医认为，这种病与我们身体中的热毒有关。鼻子与肺相通，一个人的鼻子里有热毒，说明他的肺里有热，所以说酒渣鼻的病根在于肺热。肺胃有热、肝气郁结，肺热就容易上蕴于面部。所以，调治酒渣鼻的首要任务就是清肺热。

青叶菊花清热茶，调理肺热引起的酒渣鼻

板蓝根 15 克，大青叶 15 克，菊花 10 克，金银花 10 克，冰糖适量。将板蓝根、大青叶、菊花、金银花清洗干净，放进茶杯中，以 1200 毫升沸水冲泡，放置 10 分钟，去渣取汁，加入适量冰糖饮用。该茶可清热解毒、润肺凉血，对改善酒渣鼻有良效。

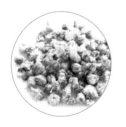

菊花
清热解毒

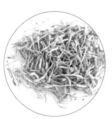

金银花
清热消肿

养生热点　专家答疑

Q：酒渣鼻患者平时在饮食上要注意什么？

A：酒渣鼻患者应及时调治肺胃疾病，饮食方面要避免进食会使面部皮肤发红的食物，比如辣椒、生姜、芥末、酒、咖啡等刺激性食物；少吃油腻食物，比如动物油、肥肉、油炸食品等，从而减少皮脂分泌。

头发焦黄没光泽，肺失荣养所致

现实生活中，很多人都有头发干燥像枯草的问题。这不仅仅是肝肾不好的问题，还与肺虚有关系。

肺宣发功能差，头发就会干枯

中医常说，"发为血之余"，头发需要肝肾精血的滋养，但它也离不开肺气的呵护。肺与毛发的关系密切，肺输送精津于皮毛，对其发挥温养、润泽的作用。肺主气，肺强健则气血通畅，使毛发润泽。肺气不足时，气血运行无力或寒邪侵袭，会使气血运行不畅，不能充足地供给皮肤毛发，则毛发就会显得干燥无光泽或灰黄枯焦，甚至脱落。

每日按摩头皮，可促进头皮血液循环

每日睡觉前和次日起床后，将双手十指插入发内，从前额经头顶到后脑揉搓头皮，力度适中，每次 2～4 分钟。能调节皮脂分泌，促进头皮血液循环。

秋冬两季吃滋阴润肺的食物，可防止毛发枯燥、脱发

肺喜湿厌燥，秋冬季节降雨量少，空气干燥，干燥容易伤津犯肺，导致肺燥。秋冬季节吃滋阴润肺的食物，对防止毛发枯燥、脱发有重要作用。

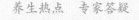

养生热点　专家答疑

Q：用什么材质的梳子可以保护头发呢？

A：使用尼龙梳子和头刷容易产生静电，会给头发和头皮带来不良刺激。可选用木梳和牛角梳，既可以去除头屑，增加头发光泽，又可以按摩头皮，促进局部血液循环。

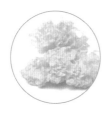
银耳
润肺滋阴

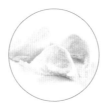
燕窝
补虚润肺

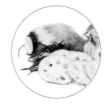
莲藕
清热润燥

"草莓鼻"，清肺解毒有疗效

"草莓鼻"指的是鼻头上出现很多小黑点。鼻子长在脸上最正中的地方，而鼻头又最吸引人的视线，如果它常是一片油光，又布满芝麻样的小黑点，会使人的美丽大打折扣。

鼻子上出现黑点，肺有很大责任

中医认为，"草莓鼻"的发病机理在于脏腑功能失常，以至于内分泌失调而形成。肺开窍于鼻，肺与鼻的关系最"铁"，所以说鼻子上之所以会出现黑点，肺有很大原因。另外，从临床表现看，爱长"草莓鼻"的人大多伴有口臭等多种上火症状，而口臭又与胃热有直接关系。可见，鼻上黑点多是湿热蕴于肺胃所致，尤其与肺中有热关系最大。所以调理时，除了清除胃中之热，还需要以清泄肺热和解毒为主要手段。

杧果汁，帮你喝掉"草莓鼻"

杧果性凉，味甘、酸，归肺、脾、胃三经，具有生津清热、利尿解毒、和胃益肺等多种功效。杧果不仅可以美白，还能有效清除令人烦恼的"草莓鼻"。

杧果2~3个去皮、去核后切成小块放入榨汁机中，加入凉开水（没过果肉2~3厘米）。开动机器，打成果汁，倒入杯中，饮用前调入适量柠檬水和蜂蜜即可。

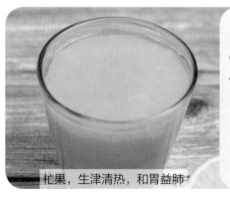

杧果，生津清热，和胃益肺

养生热点　专家答疑

Q：喝杧果汁，要避开哪些食物？
A：一是酒和大蒜等辛辣食物，因为经常把它们混在一起食用对肾的健康不利；二是海鲜和菠萝等容易导致过敏的食物，因为杧果本身也容易引起过敏，若同时食用，会导致皮肤瘙痒、发红以及口舌、四肢发麻等过敏症状。

仿仙鹤飞翔，呼吸顺畅咳喘少

五禽戏是一种中国传统的养生方法，是由模仿5种动物的动作组成的一套强身健体操，据说是汉代名医华佗创造发明的。五禽戏又被后世称为"五禽操"等。生活中，经常练练五禽戏中的鹤戏，可以调整呼吸、改善气色，使体态变得优美轻盈。

鹤形飘逸潇洒，飞则直冲云天，落则飘然而至，颈长灵活。鹤的呼吸功能很发达。练鹤戏，主要为模仿飞翔式。

具体步骤：

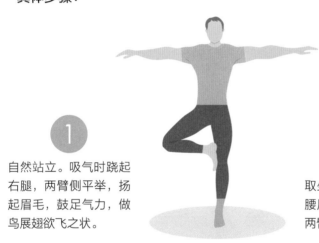

1 自然站立。吸气时跷起右腿，两臂侧平举，扬起眉毛，鼓足气力，做鸟展翅欲飞之状。

2 呼气时，左腿回落地面，两臂回落腿侧。接着，跷右腿如法操作。如此左右交替各7次。

3 取坐位，下肢伸直，弯腰用手摸足趾，再屈伸两臂各6次。

功效：鹤戏以胸式呼吸为主，可以增强肺的呼吸功能。鹤戏动作轻翔舒展，可调节气血、疏通经络、祛风散寒，活动筋骨关节，预防关节炎的发生，增强机体的免疫力。

注意事项：经常练鹤戏，可使形体轻灵、身心愉悦。

要想寿命长，全靠调阴阳

阴阳一调，百病皆消

万事万物，不管它呈现出什么状态，不管它多复杂，归根结底，都不过是阴阳的变化，抓住了事物的阴阳，也就抓住了事物的根本。《易经》说："一阴一阳谓之道。"养生也同样讲究阴阳平衡之道。

阴阳失了平衡，疾病就易侵扰健康

健康的人都是阴阳平衡的，而生病的人都是阴阳失去了平衡。阳的能量具有温热、明亮、干燥、亢进等特征，阴的能量具有寒冷、晦暗、湿润、抑制、衰退等特征。如果有人在大热天非常怕冷，这是明显的阴盛阳虚，此时他的身体已经完全被阴的能量所控制，阳的能量已虚弱不堪了。阴盛之后，人就会变得抑郁烦躁。

身体调阴阳要从寒热开始

人是由阴阳这两种能量组合而成的，阴阳两种能量在身体内又可表现为寒和热，寒为阴，热为阳。中医最根本的原则就是调阴阳，身体内阴的能量多了，就让它少一点儿；身体内阳的能量少了，就让它多一点儿，只要阴阳平衡了，身体也就健康了。所以，调理要对症，症就是身体内的阴阳状况。中医在调阴阳这个原则的指导下，发明了很多调理方法，诸如寒则温之、实则泻之等。

健康不健康，寒热来主导

不健康的身体存在两种状态——寒与热。但是，寒的状态和热的状态并不是静止不动的，它们时刻都在变化。

阴阳是个总纲，寒热左右健康

人的身体内有两种能量，一为阴，一为阳。《黄帝内经》说："阳盛则热，阴盛则寒。"如果身体内阴的能量多了，人就会感到寒冷；如果阳的能量多了，人就会感到燥热。所以，寒热平衡了，阴阳这两种能量也就平衡了，身体才会健康。

判断身体阴阳的简单方法

舌苔

1 平和体质的人，舌头应该是淡红舌、薄白苔。如果舌质偏红，则反映身体趋向于热；如果舌质偏白，则反映身体趋向于寒。

痰涕

2 鼻涕和痰呈白色，是清的，这代表寒象；一旦它们呈黄色，则代表热象。

鼻头

3 鼻头代表脾，两个鼻翼代表胃，如果这里发红，说明脾胃有热。

印堂

4 即两眉之间的位置，如果印堂发红或紫红，说明肺部积热。

静能生阴，动则生阳

人体内的阴阳是相对平衡的。如果阴盛，阳气就会受损；如果阳盛，阴液就会受损。动静兼修、形神共养，阴阳平衡才能达到健康的目的。

阴虚者以静养为主

神属阳，静以养神，这里强调的是"神静"。神不能静，身体就不能完全放松调整，心神不安就易邪气入体，从而危害健康。

静坐、睡眠、闭目养神等都属于静养，但因为生活节奏的加快，竞争压力加大，想做到静养并不容易。因此，我们还可以培养一些有益身心并且适合静养的业余爱好，如钓鱼、绘画、书法、聆听音乐等，让心情平静，从精神到身体逐渐放松下来。

阳虚者以动养为先

形属阴，动以养形，这里强调的是"形动"。人们常说"生命在于运动"，要想获得长期的健康，就必须保持适度活动。阳光下快走、慢跑、骑

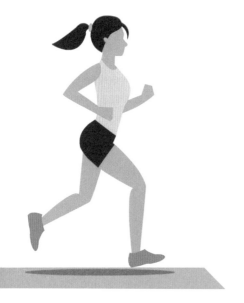

行、游泳、打球、日常劳作等属于动养，可以增强心肺功能，改善血液循环，使气血畅通，提升阳气，减少疾病；勤于动脑也属于动养，让大脑动起来，可以让人思维敏捷、神清脑健。

日常生活中，我们可以随时把握增加自己"升阳"的机会：多走路，少乘车；多爬爬楼梯，少乘坐电梯；看电脑手机时，多做一些伸展活动；坚持学习，勤于思考；培养自己对运动的兴趣，坚持每天让身体动起来，保持身体活力。

调阴阳的方法之一：寒则温之

我们的身体里有阴有阳，一旦受到外界寒邪影响，阳气受抑制，阴阳失衡就容易生病，此时可借助大自然中热的能量将寒邪清除。

阳虚易体寒，温补阳气祛寒邪

寒是万病之源，身体处于寒的状态，各种疾病就会接踵而至。人很容易受寒，在凉水里嬉耍，腿部着凉了，下肢就容易受寒；喝多了冷饮，寒邪灌进身体，肚子就受寒疼痛；穿得太少被冷风吹到，胃脘就易受寒。对于寒邪侵扰，阳气受损的调理，原则就是寒则温之，我们可以用一些温补阳气的食材、药物来帮忙，让身体温暖起来，使气血正常运行，这样就能抵抗邪气了。

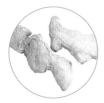

干姜
温中补脾

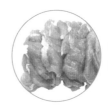

羊肉
益气壮阳

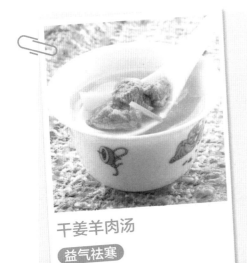

干姜羊肉汤

益气祛寒

材料： 羊肉 500 克，干姜 10 克。

调料： 生姜、葱白各 15 克，胡椒粉 2 克，盐 1 克。

做法：

1 将羊肉洗净，入冷水中慢慢加热焯去血水，捞出切成小方块；生姜洗净、切块；葱白洗净、切段。

2 将羊肉与干姜、生姜块、葱段一并入锅加适量水炖煮至羊肉熟烂，放入胡椒粉、盐调味即可。

用法： 佐餐食用。

功效： 羊肉可以益气温中，搭配干姜，补脾暖体。

调阴阳的方法之二：热则寒之

如果身体受了热邪，就用大自然中寒的能量将热邪赶出体外，阴阳平衡了，才能重回健康的状态。

阴虚易上火，宜滋阴潜阳

热是什么？热就是身体内阳的能量多了，阴的能量少了，阴阳失去了平衡。热是很多疾病的起因，热会灼伤人体的津液。阴虚火旺的人时常觉得口干舌燥，喉咙干，眼睛干涩。夜晚睡觉时，时常觉得"五心潮热"，即两手心、两足心和心中发热。这种热不会使人感到舒适温暖，而是令人烦躁、坐立不安，也影响睡眠。中医调理阴虚火旺，建议滋阴潜阳，养阴清热，同时也要调整自己的心态，保持稳定的情绪。

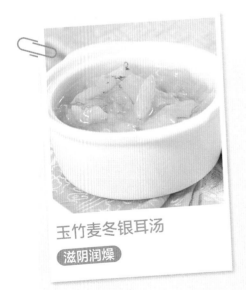

玉竹麦冬银耳汤

滋阴润燥

材料： 玉竹、麦冬各 25 克，干银耳 10 克，冰糖、枸杞子各 5 克。

做法：

1 银耳泡发，去蒂，洗净；玉竹、麦冬、枸杞子洗净。

2 锅内放入玉竹、麦冬、银耳、枸杞子，加入适量清水，煎煮 1 小时，加入冰糖，搅拌至化开即可。

用法： 佐餐食用。

功效： 玉竹可滋阴润燥，麦冬可润肺养阴。二者搭配银耳煮汤，养阴生津、清热除烦效果更佳。

四大属阴的食物

苦瓜：泻心肝之火

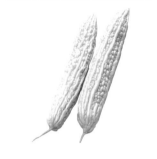

性味： 味苦，性寒。

归经： 归胃、心、肝经。

功效： 清热解暑，明目，解毒。

妙用： 鲜苦瓜适量，洗净研碎，过滤取汁20毫升，加少许冰糖、凉开水至100毫升即可。每次10毫升，每日2~3次。用于热病或暑热烦渴。

空心菜：清小肠之热

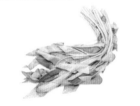

性味： 味甘，性寒。

归经： 归肠、胃经。

功效： 清热凉血，健脾利湿，解毒消肿。

妙用： 空心菜60克，玉米须30克，水煎，饮服。用于糖尿病食疗。

马齿苋：清肠道湿热

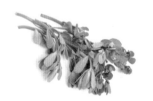

性味： 味酸，性寒。

归经： 归大肠、肝经。

功效： 清热解毒，凉血止血，散血消肿。

妙用： 马齿苋200克，粳米60克，加水共煮成粥，空腹食用。用于血痢。

菠菜：清肠胃热毒

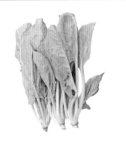

性味： 味甘，性凉。

归经： 归大肠、胃、肝经。

功效： 润燥滑肠，清热除烦，生津止渴，养肝明目。

妙用： 鲜菠菜适量，洗净，入沸水中焯烫约3分钟，加香油拌匀即可。可辅助调理高血压头痛晕眩、慢性便秘。

四大属阳的食物

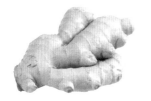
生姜：解表散寒

性味： 味辛，性温。

归经： 归肺、脾、胃经。

功效： 温中止呕，温肺止咳，发汗解表。

妙用： 生姜 20 克，紫苏叶 15 克，煎汤服，亦可加入红糖。用于感冒风寒，恶寒发热，头痛。

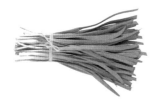
韭菜：补肾起阳

性味： 味辛，性温。

归经： 归肝、胃、肾经。

功效： 补肾助阳，行气开胃，散血解毒。

妙用： 韭菜 400 克，胡桃肉 100 克，同香油炒熟食。用于肾虚阳痿，腰膝冷痛，遗精遗尿。

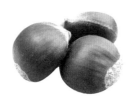
栗子：温补脾胃

性味： 味甘、平，性温。

归经： 归脾、胃、肾经。

功效： 益气补脾，补肾强筋，活血止血。

妙用： 栗子 50 克，茯苓 20 克，红枣 30 克，大米 60 克，共煮粥食用。用于脾虚腹泻。

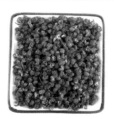
花椒：祛寒除湿

性味： 味辛，性热。

归经： 归脾、胃、肾经。

功效： 温中，止痛，杀虫，止痒。

妙用： 炒花椒 6 克，干姜 10 克，人参 5 克，饴糖 30 克，煮汤服。适用于呕不能食，腹寒者。

第六章

男人养生重养肾，
女人养生当养肝

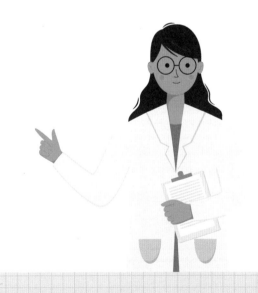

男人以肾为先天，
肾不虚病不找

肾虚是怎么一回事

人如果长期肾虚或肾气不足，就会引起骨骼系统退化、造血功能不足、泌尿生殖系统疾病等。所以，肾虚是百病之源。

肾虚 = 生命力下降

《黄帝内经》中说："肾者，作强之官，技巧出焉。"人体肺之治节，脾之运化，心之神明，肝胆之谋虑，膀胱之气化排泄，大小肠之传导，皆赖肾之技巧。

这就是在肯定肾的创造力，其意是说，一些高难度的技巧性工作的完成，与肾的功能正常密切相关。

肾是一个"作强之官"，"强"，从弓，就是弓箭，要拉弓箭就得有力气。"强"就是特别有力，也就是肾气很充足的表现，我们的力量都从肾来，肾气足是人体力量的来源。肾虚就是生命力下降，一个肾气虚衰、精神萎靡的人很难有出类拔萃的表现。

肾动力不强，常会表现为神疲力衰、耐力不足、欲望减退、健忘失眠。男性肾动力不强，则性功能下降，严重影响生活质量和幸福指数。

肾虚为虚证之本

在生理上，随着年龄的增长，肾脏的精气衰退，会出现精神疲乏、气色晦暗、发脱枯悴、齿摇稀疏、耳鸣耳聋、尿频尿多、性功能减退、不育不孕、骨软无力等衰老现象。在病理上，当人体各脏腑发病时，都可出现肾虚的表现。据此，一般认为肾虚为虚证之本。

比如说，五更泻又叫"肾泻"，足见此病的发生与肾虚脱不了干系。一个人要把所吃的食物消化吸收，主要靠脾、胃、肾三者的密切配合。就好比熬一锅粥一样，熬粥要用锅、勺、火。胃好像锅，脾好比勺，肾阳就像下面的火，三者配合起来，才能把一锅粥熬熟。倘若一个人肾虚了，脾胃的消化动力必然大大减弱，这时就可能发生五更泻。

肾虚者免疫力易不足

肾为先天之本，肾虚则元气不足，元气不足则免疫力会降低，这样一来外邪就会乘虚而入，从而导致各种疾病。如果平时常吃乌鸡、蘑菇、牛奶、鸡蛋等，就能够增强人体的免疫功能。

身体会说话，肾虚早发现

口中咸味起：多半是肾虚

中医认为，五行和五脏以及五味是相对应的。肾在五行中属水，五味中的咸味也属水，它们的五行属性是相同的。中医里面咸味和肾的关系最密切，有咸味入肾的说法。因此，口中时常发咸，就有可能是肾虚了。

时常担惊受怕：惊恐易伤肾

人有喜、怒、思、忧、恐五种情绪，中医把它们称为五志。按照阴阳五行对应人体五脏的理论，恐属五脏中的肾。一方面是说恐能伤肾，我们通常说的"吓得尿了裤子"，就是恐伤肾的表现。恐惧使肾受到伤害，肾控制水液正常代谢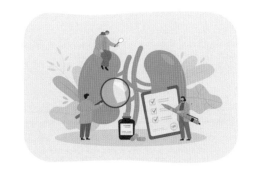的功能出现异常，控制不住小便的正常排泄。另一方面是说恐惧是肾虚的表现，如果一个人无缘无故有恐惧的感觉，就说明有肾虚的问题。

足跟疼痛：补肾就止痛

不管足跟一侧或两侧疼痛，都要考虑肾虚的可能。为什么肾虚会导致足跟（脚后跟）疼痛呢？

肾经循行经过足跟，因为脏腑的病变会在对应的经脉上表现出来，所以肾虚时肾经循行经过的足跟处会出现疼痛感。有的人会说，肾经在人体循行的部位很多，为何偏偏足跟疼？因为足跟是人体的负重点，在人体的所有部位中，它承受的重量最大，所以足跟部位自然比其他部位的疼痛要明显。

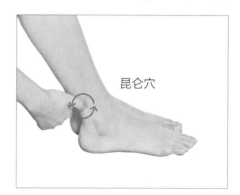

昆仑穴

刮按昆仑穴，缓解足跟疼痛。拇指弯曲，用拇指关节由上向下轻轻刮按两侧昆仑穴各 1~3 分钟。

男人护肾先护腰，"腰不好"等于"肾不好"

对男性健康来说，腰有着举足轻重的作用。因为腰不仅是承受上半身重量的支点和连接下半身的中轴，更是中医学认为的"肾之府"，是肾之精气所覆盖的区域。肾精充足则腰脊有力；肾精不足，就会出现腰背酸痛等问题。而且，现代社会快速的生活节奏、过大的工作和生活压力，以及各种不健康的生活习惯，使得男人的负担越来越重。许多男人刚过 35 岁，就出现了腰部问题，这种现象很不正常。

护腰就是呵护男性的根本

中医认为"腰为肾之府"。腰不好就相当于肾不好。肾在腰的两侧，在这一位置出现腰酸等症状，首先就是考虑肾虚、肾气不足。对男性来说，护腰就是保护男性的根本。生活中就有一些男性因为腰部外伤而影响到性功能和生育能力。

男性怎样做，才能护好腰

首先，要调整自己的生活方式。平时要预防肾脏亏虚，比如不能熬夜、不能久坐。在寒冷的季节要避免腰部受风、寒、湿邪的侵袭，在炎热的夏季也不要使腰部着凉，以避免肾脏受损而影响或降低肾脏的功能。古人认为，经常活动腰部，可以强腰固肾，培补肾气。

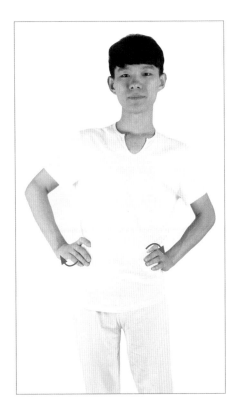

养生热点　专家答疑

Q：哪些情况说明男性的腰出了问题？
A：男性朋友一旦出现持续性腰疼，或者伴随咳嗽、打喷嚏和排便等使腹压升高的动作，出现腰痛和腿的放射痛，或者活动时疼痛加剧，休息后减轻，这些都可能是在提示：腰出问题了。

远离烟酒，守护先天之本

男人最重视的，莫过于自己的生殖功能。其中，精子的健康程度也一直在所有男人的关注范围内。要明白，男人的精子数量和质量影响人口的出生率与出生质量。烟酒是男性健康的敌人，因此，想要生出健康聪明的宝宝，一定要呵护先天之本，减少对精子的伤害，这就要从戒烟酒做起。

香烟中的尼古丁能杀伤精子

研究表明，吸烟时的烟雾（包括烟中的尼古丁）是使精子发生突变的主要物质，可影响生殖细胞的成熟和增殖。另外，香烟中的尼古丁以及受尼古丁刺激而释放出的儿茶酚胺等可直接影响精子及类固醇激素的生成。并且香烟中的尼古丁能直接杀伤精子，如果一个成年男性每天吸 30 支香烟，那么其精子的存活率就会减少到 40%，甚至还会间接影响精子活力，并使精子形态发生异常。所以，想要拥有健康的宝宝，至少要戒烟 3 个月。

酒对男性生殖能力影响有多大

酒对男性生育能力的影响比烟大许多，有排尿困难、尿频、血尿等症状的男性，大多数出现了无精子症的倾向，更常见精液质量异常，尤其是精子形态异常、活动率较低。酗酒会导致生殖腺功能降低，使精子中染色体异常，从而导致胎儿畸形或发育不良。

另外，对于长期饮酒导致慢性酒精中毒的人，其体内雌激素值升高，会导致泌乳素上升，而高水平的泌乳素会抑制促性腺激素的形成，从而睾酮合成减少，引起阳痿。

据统计，过量饮酒会使人产生不育的症状，甚至还会导致精子数减少、精子成活率及活力降低、畸形率增高，从而影响生育等问题。

"性"福有度，保肾精就是养肾

"性"福，指的是夫妻性生活时达到高度和谐状态以及获得愉悦的感觉。不少中国人由于传统观念严重，总是对"性"羞于启齿。可是在养生这方面，不能不提"性"。

肾精是男人"性"福之源

肾精是男人"性"福之源，所以说男人要想获得和谐的性生活，就要从养肾精开始。现在有些年轻人放纵自己的欲望，导致性生活紊乱，时间长了就会伤精耗气，严重破坏了身体的阴阳平衡。

过度耗损肾精，不利健康养生

中医认为，肾之精气乃气中之精粹。肾精充足，则男人身体强壮、精力充沛；肾精亏虚，则男人疲软无力、身体衰弱。在房事中过度耗损身体，就会造成"精"的过分消耗，不利于健康和养生。因此，男人要想性福，就要做到养精节欲。

男人要多吃点补肾填精的食物

男人应该多吃点补肾填精、益气、养血、生精的食物，来提高精子的质量与健康活力，比如山药、黑芝麻、鳝鱼、花生米、泥鳅。还可以多吃一些有助于心脏健康、降低血压、提高生育能力的食物，如大豆、燕麦、核桃仁、土豆等。

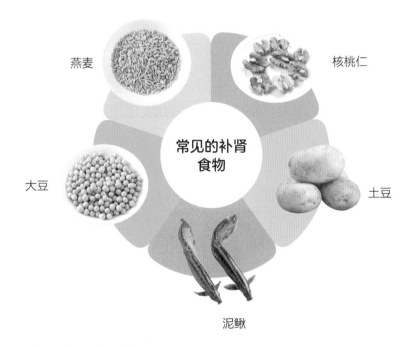

燕麦　　核桃仁　　常见的补肾食物　　大豆　　土豆　　泥鳅

行房事的最佳时间

晚上 10 点为行房事的最佳时间，这时人的心情愉悦，对身心健康是很有益处的。

男人补肾壮阳多吃姜

按中医理论，生姜被认为是助阳之品，所以受到诸多男性的青睐。男性怎么吃姜才能有效壮阳补肾呢？很多人不知道新鲜的姜与干姜的吃法是不一样的。

鲜姜：增强食欲，延缓衰老

男性若因胃寒、食欲缺乏而导致身体虚弱，可以时常含服鲜姜片，刺激胃液分泌，促进消化。

鲜姜没有干姜那样强烈的燥性，滋润而不伤阴，每天切 4~5 薄片鲜生姜，早上起来喝一杯温水，然后将姜片放在嘴里慢慢咀嚼，有温胃祛寒的功效。

干姜：调理肾虚阳痿

取鲈鱼 1 尾（约 500 克），干姜、枸杞子各 10 克，红枣 4 枚。将鲈鱼腹内收拾干净，加入干姜、枸杞子、红枣同煎，而后加水煮开，加料酒、盐适量调味即成。空腹时服食，隔日吃 1 次，连服 5 日。

干姜温中散寒，健胃活血；枸杞子滋补肝肾，益精明目；红枣补气活血。此药膳可调理由于肾阳虚引起的阳痿、畏寒肢冷、腰疼、腰膝酸软等。

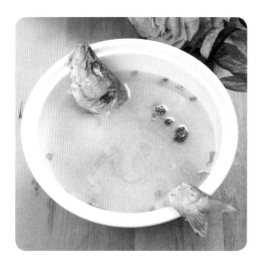

温馨提示

姜性辛温，常在受寒情况下应用，且用量大了很可能破血伤阴。如果有喉痛、喉干、大便干燥等阴虚火旺症状，就不适合用姜了。

多吃植物种子，可补肾壮阳

种子是为一个即将萌发的生命贮备能量，是植物中能量最集中的部分，所以吃种子具有增加能量、补肾阳的作用。所以男人藏精，不妨多吃种子。

吃植物种子能壮阳

对于经常吃素食的人，可以通过多吃花生、榛子、核桃等，来激发生命的活力。建议每天在早餐中加点坚果，或每天吃一两个核桃、两三颗板栗，会有不错的补肾效果，中医认为脑肾相通，因此也能延缓衰老。

男人常食"五子"

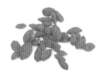

枸杞子　能补肾生精，养肝明目，久服可轻身不老、耐寒暑。用枸杞子清炖牛鞭，既好吃，又是壮骨益精的良方，可治疗阳痿遗精等。

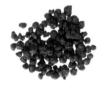

五味子　能敛肺滋肾，涩精止泻。特别适用于：肾气不足，精关不固，遗精，滑精；脾肾虚寒，五更泄泻；热伤气阴，汗出体倦，心烦口渴；心肾阴虚，心失所养，虚烦不眠，心悸多梦。

菟丝子　补阳益阴，固精缩尿，养肝明目，补脾止泻。对患有肾虚不固，遗精滑精，阳痿早泄，腰酸腿软，肝肾不足，目暗不明，脾虚便溏，消渴的人尤为适宜。

覆盆子　可益肾固精缩尿，助阳，明目，适用于肾虚不固，遗精滑精，遗尿尿频，肾虚阳痿，肝肾不足之目暗不明者。

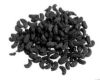

女贞子　可滋补肝肾，清退虚热，适用于肝肾阴虚，腰酸腿软，头晕目眩，视力减退，须发早白以及阴虚阳亢，耳鸣，头痛，烦躁不眠等患者。

学会按摩，慢性前列腺炎也并非不可治愈

中医认为，前列腺炎发生与湿热的关系尤为密切，所以它初始的表现以尿路症状最为多见，如尿频、尿急、尿痛、小便灼烧感、尿道刺痒、尿前、尿后或大便用力时有白色分泌物出现等。

保持清洁

男性的阴囊伸缩性大，分泌汗液较多，而会阴部位通风差，容易藏污纳垢，局部细菌常会乘虚而入，导致前列腺炎、前列腺肥大、性功能下降。因此，坚持清洗会阴部是预防前列腺炎的一个重要环节。

按摩保健

可以在临睡前做按摩，方法如下：

仰卧，左脚伸直，左手放在神阙穴（肚脐）上，用中指、食指、无名指三指按揉神阙穴，同时再用右手拇指放在会阴穴部旋转按摩，一共 100次。做完后换手做同样动作。肚脐的周围有会阴穴、气海、关元、中极各穴，中医认为肚脐是中气之所，这种按摩有利于膀胱功能恢复。

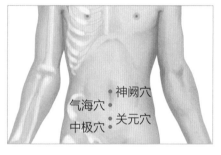

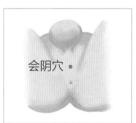

另外，也可以单独按摩会阴穴（仰卧屈膝，在会阴部，取两阴连线的中点），以促进会阴处血液循环，起到消炎、止痛和消肿的作用。小便后稍加按摩，还可以促使膀胱排空，减少残余尿量。

加强体育锻炼

加强下肢运动对预防前列腺炎有着非常重要的作用，每天慢跑或者快走 20 ~ 30 分钟对前列腺有保健作用。

按揉命门穴、会阳穴，调治肾虚阳痿有特效

情志刺激、饮食不当、纵欲过度等都会导致体内元阳亏虚或耗伤阴精而发生阳痿，这就是肾虚阳痿。调理肾虚阳痿有两个特效穴，就是命门穴和会阳穴。

命门穴：恢复生殖器的功能

命门穴是人体督脉上的要穴，为人体长寿大穴。命门之火就是人体阳气之本，因此，命门穴是人体生命力的中心，为元气所宿之处，是保健强壮要穴。肾虚阳痿的直接病因就是"命门火衰"，通过对腰部的命门穴进行按压，可以恢复生殖器的功能。

掌擦法：用掌根反复搓擦命门穴，以感觉发热为度，然后将两掌搓热捂住后腰，约 10 分钟即可。

指揉法：用中指尖按于命门穴（拇指附于同侧肋骨下缘），揉按由轻到重，每手 40～60 次；再握空拳横擦，每手 40～50 次。

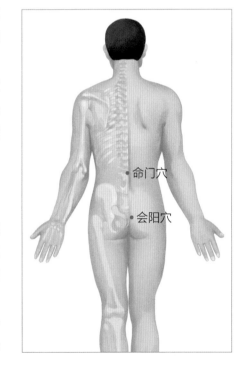

会阳穴：调阴阳，治阳痿

会阳穴属膀胱经，肾与膀胱相表里，刺激会阳穴能够调阴阳，行气血，从而达到调理阳痿的目的。可用艾炷灸 3～5 壮（每燃尽一个艾炷，称为 1 壮），或用艾条灸 10～15 分钟，也可每天对该穴位按摩 10 分钟左右。

命门穴：在腰部脊柱区，第 2 腰椎棘突下凹陷中。

会阳穴：会阳穴在人体背部，尾骨旁 0.5 寸。

按压足三里穴，调理早泄有特效

早泄是一种常见的男性性功能障碍，指在性生活中射精过快，或阴茎尚未插入阴道就已经射精，无法进行正常的性生活，难以让女方达到高潮的一种疾病。

早泄的本质是肾功能减弱

中医认为，肾虚是造成早泄的根本原因。肾是人的动力源泉，人如果长时间处于体劳或房劳过度的情况下，就会损伤自身的精气，从而出现肾虚症状，常见的表现就是腰膝酸软、精神萎靡、早泄或阳痿等。

按压足三里，补肾壮阳治早泄

按摩足三里穴有补中益气、补肾壮阳的作用，可辅助调理男性勃起不坚、早泄等症。可用拇指或食指指腹按压足三里穴3~5分钟，以有酸胀感为度。

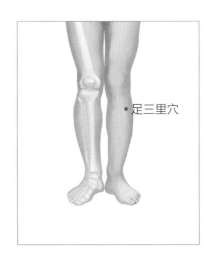

• 足三里穴

中药包外敷治早泄

芡实 15 克，生牡蛎 15 克，莲子肉 8克，益智仁 10 克，共研细末，装入棉布缝成的布袋中，缝严固定。让患者系于腰部、肚脐、小腹、丹田处，可温补肾气、固肾涩精。

芡实

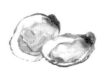

牡蛎

莲子

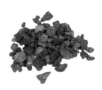

益智仁

女性 90% 的病是憋出来的，疏肝解郁要修心

肝气郁结不是一个人的问题，有可能是一家人的问题

现在有一种很普遍的现象——家源性肝气不舒，就是说如果一家人不能够和谐相处，就会影响其他人，产生肝气不足的问题。

来自家庭的各种压力都会导致人的肝气不舒

有的时候父母影响孩子，有的时候夫妻间相互影响，有的时候老人影响年轻一代，有的时候年轻一代影响老人……这样的事情有很多。例如，家庭里婆媳关系不好、夫妻吵架，各种压力都会导致家庭成员肝气不舒。

生活中，有些人的肝气不舒是自己造成的。例如，自己的人生观不对、有的问题看不清楚、自己郁闷等；但是有些人的肝气不舒不是自己的问题，而是家庭其他成员向其施压导致的。

所以，一旦我们知道是家源性的问题，在调整身体的时候，一定要一家人达成共识。否则，你向东他向西，有冲突在，问题的根源就在。最好是全家人达成共识，一起营造家里的和谐气氛，这样才能将身体调理好，用了药才会有效。否则家里充满矛盾和冲突，用药也可能没效果。

家源性肝气不舒，如何调理见效快

每个人都从属于一个家庭，家庭原本是我们用来休息的港湾，如果最放松的地方有了压力，人就很容易生病，而且往往会病得不轻。所以，这种家源性肝气不舒，我们必须重视。

家源性肝气不舒调理起来有时会起效缓慢，因为我们很难保证家里的

每个成员都能为此做出改变。有时找名医开方子很简单，但是要改变家里成员的思维模式是很不容易的。只有通过不断学习，把一些积极的、正能量的东西，一点点渗透给他，他才能逐渐改变自己的思维模式。

一生气胃就难受？既要泻肝火，又要养胃阴

女性的脾胃问题，也多与情绪不好相关。许多女性一生气就容易犯胃病，要么是胃痛、胃胀，要么便秘或者腹泻；有的还会有呕逆的感觉，经常打嗝儿，严重时还会呕吐，这些都是胃气上逆的缘故。在中医里，这叫"肝木横逆克脾土"，或"肝火犯胃"。

养胃平肝法，调理一生气就胃不适

清代名医叶天士提出了"胃阴"学说，认为肝火大的人，往往会伤及"胃阴"，导致脾胃出现问题。这种情况下，应该怎么治疗呢？叶天士对此思考很缜密，他认为，如果用常规的疏肝理气方法，很容易伤及胃阴；而如果补中益胃，又唯恐造成壅逆胃滞，于是提出"养胃平肝法"，即一方面养胃阴，一方面柔肝木，两者结合起来。

一道茶饮方，疏肝养胃效果好

材料： 太子参5克，怀山药10克，生地5克，北沙参6克，麦冬6克，石斛6克，玉竹6克，香附6克，郁金6克，佛手5克，白芍8克，木瓜5克，甘草5克，粳米10克。

用法： 煮水，代茶饮用。

温馨提示： 孕妇忌用。

养生热点 专家答疑

Q：为什么说，建立和睦的家庭关系对健康至关重要？

A：即使你每天吃着昂贵的有机食品，在跑步机上大汗淋漓地跑上几公里，如果不改善家庭关系，其实作用不大。一个人的生活中，家庭关系不和睦，得病的概率就会上升。相反，如果心有所依、家庭和睦，与周围人的关系融洽，即使每天粗茶淡饭，也同样能够少病少灾、健康长寿。

女人经常生气，容易导致乳腺增生

女性每天难免会遇到不顺心的事情，如果没能及时排解，动不动就生气，必然会导致肝气不舒，气机瘀滞，阻塞气血循行，肝气积滞在乳房，时日一长患乳腺增生的概率就会加大。

为什么现在乳腺增生的女性如此多

现代女性工作压力大，生活节奏快，再加上缺乏心理疏导，所以想不通的事情也很多，患乳腺增生的人也就越来越多。

乳腺增生，真正的"罪魁祸首"就是肝气不舒，也就是心情总是焦虑、紧张、委屈、生气。人一生气，肝就罢工，肝一罢工，肝气堵在那里，气机郁积，就容易被乳腺增生盯上。中医认为，乳头属肝，乳房属胃，如果木土失和，肝与脾胃失调，就会出现乳腺增生。

勤做按摩，活跃乳房气血、预防乳腺增生

勤做按摩，能够活跃乳房周围的经络气血，乳部气血流畅起来，乳房自然就会匀称、柔韧，而且肌肤润泽，乳房萎缩、扁平、下垂、先天发育不良的现象都能得到改善。按摩以疏通经络为主，帮助女性调节身体的内分泌，因此调理乳腺增生的效果也很显著。

按揉膻中穴，软坚散结、活血通络

精准取穴： 两乳头连线的中点即是膻中穴。

按摩方法： 除拇指外其他四指并拢，用指腹轻轻按揉膻中穴1~3分钟。

特色功效： 膻中穴有软坚散结、活血通络、散气解郁的功效，调理乳腺增生效果佳。

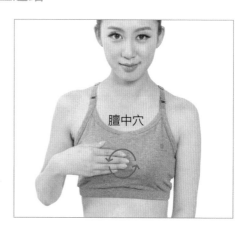

膻中穴

玫瑰花泡茶喝，疏肝理气更美丽

现代人生活压力越来越大，尤其是女性面临工作、感情、家庭等方面的压力比从前大了太多，现代的女性经常会有神经衰弱和抑郁的症状，女性如果长期心情抑郁，就会生出各种疾病。冲上一杯玫瑰花茶，可起到疏肝理气的作用。

玫瑰花茶的功效与作用

中医认为，玫瑰花味甘，微苦，性温，无毒，入肝脾二经，具有理气解郁、疏肝醒脾、活血散瘀、调经止痛的功效，能调理肝胃气滞疼痛、胸胁胀满、乳房胀痛、月经不调等。

玫瑰花药性温和，一方面能调和气血，舒达体内郁气；另一方面，玫瑰花特有的品貌和香气，可以提振身心，令人神清气爽、心情舒畅，具有药物调理和精神调理的双重功效，尤其适用于生活节奏快、工作压力大的女性。

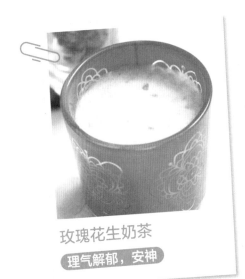

玫瑰花生奶茶
理气解郁，安神

材料：玫瑰花5朵，花生25克，牛奶250毫升。

做法：
1 取玫瑰花花瓣，洗净；花生洗净。
2 将玫瑰花花瓣、花生、牛奶一起放入搅拌机中搅拌至材料均匀而细碎。
3 把搅拌后的材料倒入锅中，小火煮，同时不断地搅拌，直到沸腾，关火。
4 倒入杯中，待温热后饮用。

用法：早晚饮用。

功效：玫瑰花可调理气血、疏肝理气、促进血液循环；花生营养丰富，可补血；牛奶能养血、安神。

红枣菊花粥，通乳络可防癌

乳腺增生的主要症状有乳房一侧或双侧胀痛、刺痛或刀割样痛，并可向胸前区、胸侧、腋下放射，月经来潮后或经净后疼痛锐减或消失。

乳腺增生多与脏腑失调、气血失和相关

中医认为，乳腺增生的发生多与脏腑功能失调、气血失和有关，是痰湿结聚、气血凝滞而形成的肿块。机体受寒，气血运行不畅，瘀滞于经脉，乳房脉络瘀阻而发病，不通则痛，引起乳房疼痛；再加上乳房长期得不到津液和气血滋养，功能进一步下降，两方面原因共同作用下，乳腺增生就被诱发了。

红枣、菊花，舒肝郁、调气血

红枣可以补血补铁，菊花可以平肝清火、散肝郁。一起食用可以很好地调理气血、畅通血脉，缓解肝气瘀滞引起的乳腺增生。

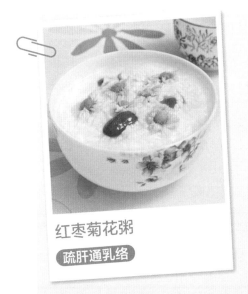

红枣菊花粥

疏肝通乳络

材料： 红枣 15 枚，赤砂糖 20 克，大米 100 克，菊花 10 克。

做法：

1 大米洗净后用清水浸泡 30 分钟。

2 将红枣洗净后放入温水中泡软，菊花洗净后控水待用。

3 锅内放入大米、红枣和适量水，大火煮沸后改小火，熬至粥熟，放入菊花瓣略煮，再放入赤砂糖搅匀即可。

用法： 早晚食用。

功效： 活血疏肝，调理乳腺增生。

情绪不佳、总想发火，喝一碗砂仁陈皮粥

生活中，不少女人脾气大，容易发火。中医认为，发火跟肝脏有密切关系，无论是肝气郁结还是肝火上亢，都会损伤肝脏，所以我们要学会止怒。砂仁陈皮粥，就是一道不错的疏肝理气之品。

砂仁加陈皮，疏肝解郁、调节情绪

中医学将橘皮称作"陈皮"。陈皮气味芳香，味苦、辛，性温，归肺、脾经，有疏肝理气、燥湿化痰的功效；砂仁，是多年生草本植物的果实或种子，味辛，性温，入脾、胃经，具有行气调味、和胃醒脾的功效，适合于调理胸脘胀满、腹胀食少等。

砂仁和陈皮都有行气疏肝的功效，将两者搭配起来做成的砂仁陈皮粥，是一味健脾开胃、疏肝解郁的药膳。

砂仁
补肺醒脾，养胃益肾，理元气，通滞气，有疏肝健脾的功效。

陈皮
炖肉的时候放点陈皮，不仅使汤清香扑鼻，还可疏肝理气。

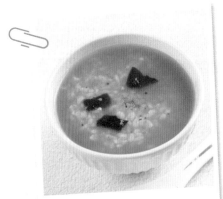

砂仁陈皮粥
疏肝健脾

材料： 砂仁 10 克，陈皮 5 克，粳米 100 克。

做法：

1 粳米淘洗干净，砂仁研碎，陈皮清洗干净。
2 将陈皮和粳米一起放进锅中，加入适量清水，用小火煮。煮到粳米快开花时，加入砂仁末，然后再熬 5 分钟即可关火食用。

用法： 早晚食用。

功效： 疏肝健脾，美容养颜。

佛手疏肝理气，女人心静肝气顺

中医认为"肝在志为怒"，发怒与肝密切相关。爱发脾气的人是其肝火过旺引起的。肝火过旺会让人很容易动怒，而经常动怒也会伤害肝脏，这就是中医上常说的"怒伤肝"。两者互为因果，容易形成恶性循环。经常生气易使人晕厥。《三国演义》中有一个很经典的故事，就是诸葛亮三气周瑜。周瑜连遭三气，口吐鲜血，在长叹数声"既生瑜，何生亮"后，气绝身亡了。可见，发怒的危害是很大的。

佛手 + 菊花，平肝火、止怒

佛手又叫佛手柑，入肝、脾、胃、肺经，有疏肝解郁、理气止痛、化痰止咳、祛风清热等作用。佛手是疏肝理气的常用药，常用于调理肝郁气滞引起的胸胁胀痛、胸闷不畅，以及脾胃气滞所致的脘腹胀满、嗳气呕恶等；菊花能散风清热、平肝明目。

将佛手和菊花一起煮茶，能舒展体内肝气，同时还能清除肝内的郁热，肝火较旺且胸满胀闷的人经常服用，效果不错。

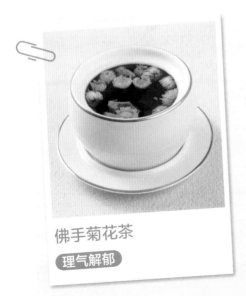

佛手菊花茶

理气解郁

材料： 佛手 10 克，菊花 5 克。
做法： 将两者放入砂锅中，锅中加入适量的水，用火煮开；将汤液倒入碗中，当茶饮。
用法： 每周饮用 3~4 次，可加入一些白糖调味。
功效： 平肝，清热，解郁。
温馨提示： 气虚胃寒者慎服。

肝气郁结，可以用罐拔掉

拔罐是一种古老的方法，可活血通络、祛湿排毒，对呵护肝脏有益。不过，如果想更好地达到疏肝气、美容颜的目的，就要牢记太冲穴、阳陵泉穴和肝俞穴，并掌握正确的拔罐方法。

肝俞穴

定位：在背部，第9胸椎棘突下，后正中线旁开 1.5 寸。

方法：将穴位消毒，将气罐吸拔在肝俞穴上，每次拔罐 10 ~ 15 分钟。

功效：增强肝主疏泄的功能。

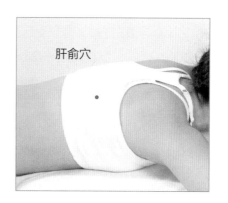

肝俞穴

太冲穴

定位：在足背，当第 1、第 2 跖骨间，跖骨底结合部前方凹陷中。

方法：将穴位消毒，将气罐吸拔在太冲穴上，每次拔罐 10 ~ 15 分钟，每周吸拔 2 次。

功效：有效舒畅气机，理肝气。

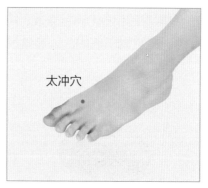

太冲穴

阳陵泉穴

定位：在小腿外侧，腓骨小头前下方凹陷中。

方法：将穴位消毒，将气罐吸拔在阳陵泉上，每次拔罐 10 ~ 15 分钟。

功效：舒筋活络，有助于肝胆之气升发。

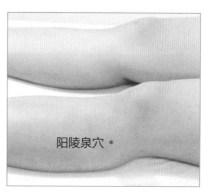

阳陵泉穴

女人是靠血养的，肝血不亏才健康

女人以肝为先天，养好肝，气色好

名医叶天士说"女人以肝为先天"，特别强调了肝对女人身心健康的重要意义。女人有经期、孕期、产后、哺乳期等特殊时期的生理特点，而这些都与肝的功能密切相关。

肝经从足至头，纵贯全身

肝经起于足大趾，过阴器，抵小腹，布胁肋，与督脉会于巅。肝经所过之处，包括生殖系统、乳房、大脑（调控）等功能都与肝息息相关。

肝有两个基本功能

主藏血，主疏泄。一藏一泄，协调配合，既提供充足的血液滋养，又能使血液正常疏散排泄，使经期、孕期、产后、哺乳期得以顺利进行。

肝还有调畅情志的作用

女性心思缜密、情绪易波动，肝的藏血和疏泄功能正常，则情绪容易保持平和畅达，避免暴怒或过度抑郁。

妇科疾病，从肝论治，养血柔肝、疏肝理气是常用的方法

日常生活中避免熬夜，可助血归于肝；适当活动，能使心情舒畅，可助肝气升发。这些都有益于肝脏的保护。

痛经可能是因为肝气不足、气血不通

造成女性痛经的原因主要有：当女性肝血不足的时候，子宫内的血液太少，因为得不到足够的津液滋养，就会"痛"，也就是中医讲的"不荣则痛"；而当肝气郁结、气血运行不通的时候，也会"痛"，这是所谓的"不通则痛"。

有月经不调的女性，要注意以下几点：

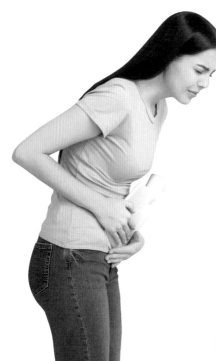

1 多参加一些全身性运动。比如跑步、游泳等，每周最好运动 2 次，每次应在 30 分钟以上。

2 吃有减压功效的食物，包括香蕉、卷心菜、土豆、虾、番茄、玉米等。

3 有很多月经不调的女性是因为情绪抑郁、精神受挫造成的。如果能保持良好的心态，将有助于增强疗效。

4 女性经期注意不要受寒，否则会导致盆腔内的血管收缩，引发卵巢功能紊乱，月经量就会偏少，甚至出现闭经。

养好肝，妇科炎症不再来扰

妇科炎症往往伴随瘙痒、红肿、疼痛等症状。中医学认为，出现妇科炎症的根源在于脏腑的衰弱。肝脏不好的人，更容易被妇科疾病缠上，并且总是反复发作，不易根治。很多有妇科炎症的人都有一个明显的感觉，当心情烦躁的时候炎症就会加重，其实这也说明了妇科疾病和肝脏的关系密切。

调理肝脏的具体方法是：注意休息，避免过重的工作压力；控制自己的情绪，乐观地对待生活中的人与事；多吃一些有清热利湿作用的食物，如莲子、红枣、山药等。

肝不好会引起产后缺乳

乳汁由血液化生，依靠气的运载，如果产后缺乳，多与气血衰弱或是肝气瘀滞有关系。补足气血，疏发肝气就可以让宝宝吃上最有利于其身体发育的母乳。

产后缺乳可以按摩乳根穴

乳根穴在乳头直下，乳房根部。

用中指点按乳根穴1分钟，以局部有酸胀感为宜。还可以配伍双手从腋下沿乳房下缘向膻中穴推揉。

黄芪猪肝汤让乳汁丰沛

产后缺乳还可用食疗法：猪肝500克洗净切片，加入黄芪40克、清水适量，同煮成汤食用。可以补肝益气通乳。

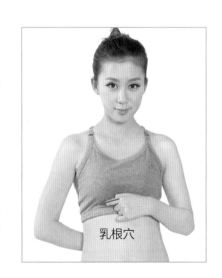

乳根穴

按摩神门穴、太冲穴和涌泉穴，可通气血

女人气血不通，就会痛经。"胞宫络于心"，神门穴乃心经原穴，按摩它，就打通了子宫与心之间的通路。太冲为肝经要穴，可以畅通冲任二脉，让心气畅行。涌泉穴是肾经经气的源头，可以滋养子宫，交通心肾。所以按摩这3个穴就可以解决痛经问题。

精准取穴

神门穴位于腕横纹尺侧端，尺侧腕屈肌腱的桡侧凹陷处。

太冲穴位于足背侧，第1、2跖骨结合部之前的凹陷处。

涌泉穴在足底部，蜷足时足前部凹陷处。

按摩方法

每天神门穴与涌泉穴各按揉3~5分钟，太冲穴向脚趾方向推揉3~5分钟。

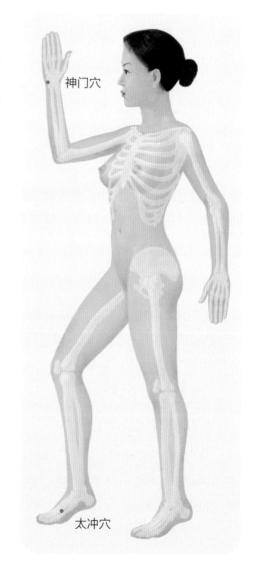

神门穴

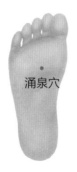

涌泉穴

太冲穴

附录 四季养生茶配方

春季养生茶配方

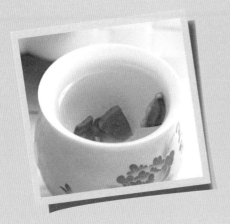

灵芝茶 补气安神、补肺益肾

材　　料：灵芝干品 3~5 片。

冲泡方法：把灵芝片剪成碎块，放入茶杯内，倒入沸水，盖盖子闷 10 分钟后饮用。

温馨提示：对灵芝过敏者、手术前后以及大出血者不宜饮用。

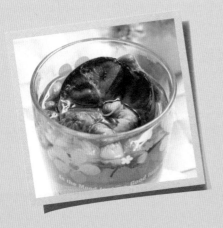

菊花罗汉果茶 清热润肺，防咳喘

材　　料：菊花 5 朵，罗汉果 1 枚。

冲泡方法：将菊花、罗汉果一起放入杯中，冲入沸水，盖盖子闷泡约 5 分钟后饮用。

温馨提示：此茶也可先将罗汉果在锅中煎煮，然后用罗汉果水冲泡菊花。

夏季养生茶配方

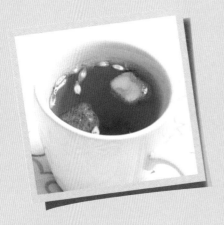

麦芽山楂茶 健胃消食，增进食欲

材　料： 炒麦芽 5 克，山楂干品 3 克，红糖适量。

冲泡方法： 将炒麦芽、山楂一起放入杯中，倒入沸水，盖盖子闷泡 5~8 分钟，然后加入红糖拌匀后即可饮用。

温馨提示： 女性哺乳期忌用。

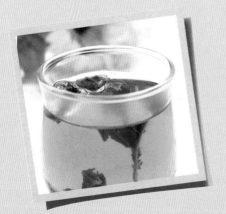

罗汉果薄荷凉茶 清热利咽

材　料： 罗汉果 1/4 个，薄荷干品 3 克。

冲泡方法： 将罗汉果的壳去掉，取瓤，拍碎；将罗汉果瓤和薄荷一起放入杯中，倒入沸水，盖盖子闷泡约 5 分钟后即可饮用。

温馨提示： 脾胃虚寒者不宜饮用。

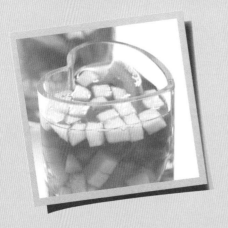

苹果蜜桃茶 生津去火

材　料： 苹果块、水蜜桃块各 25 克，鲜柠檬 1 片，红茶 1 包，蜂蜜适量。

冲泡方法： 将苹果块和水蜜桃放入茶壶中，再放入柠檬片、红茶包，倒入沸水，盖盖子闷泡约 8 分钟，待茶水温热后调入蜂蜜即可饮用。

温馨提示： 伤食泻者或湿热泻者不宜服用。

秋季养生茶配方

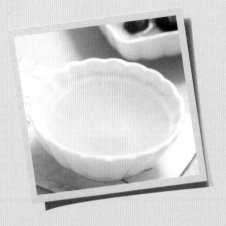

银耳红枣茶 清热滋阴

材　　料：银耳干品15克，红枣5枚，冰糖适量。

冲泡方法：将银耳泡发，与红枣、冰糖一起放入锅中，倒入适量清水煎煮约20分钟，取汤汁饮用。

温馨提示：糖尿病患者及体质燥热者咳嗽痰多时不宜饮用。

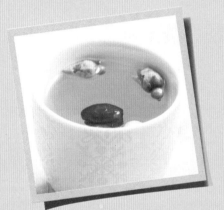

莲子红枣茶 缓解熬夜疲劳

材　　料：泡发莲子15克，去核红枣1枚，玫瑰花5克。

冲泡方法：将莲子、红枣一起放入锅中，倒入适量清水，大火烧沸，小火煎煮至莲子软烂时离火，放入玫瑰花，待温热时即可饮用。

温馨提示：便秘者不宜饮用。

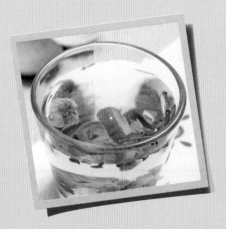

桑菊茶 疏散风热，清热利咽

材　　料：桑叶、玉竹各2克，杭白菊干品4朵，山楂干品3克。

冲泡方法：将上述材料一起放入杯中，倒入沸水，盖盖子闷泡约8分钟后即可饮用。

温馨提示：外感风寒感冒者不宜饮用。

冬季养生茶配方

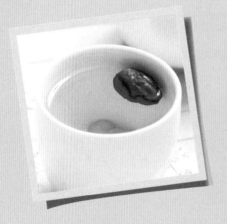

白芍姜枣茶 补气血，散寒

材　　料： 白芍15克，生姜2片，红枣1枚，蜂蜜适量。

冲泡方法： 将白芍、生姜、红枣一起放入锅中，倒入500毫升清水，大火烧沸后改小火煎煮至剩一半水时，关火；待茶汤温热后调入蜂蜜即可饮用。

温馨提示： 孕妇不宜饮用。

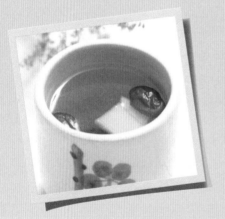

桂圆红枣木瓜茶 美容塑身

材　　料： 桂圆肉10克，红枣2枚，木瓜果肉20克。

冲泡方法： 将木瓜果肉切片，红枣和桂圆肉一起放入杯中，倒入沸水，盖盖子闷泡约8分钟后即可饮用。

温馨提示： 木瓜除了直接生食、泡饮外，还可以同其他食材一起入膳，如可以和肉类一起炖煮。

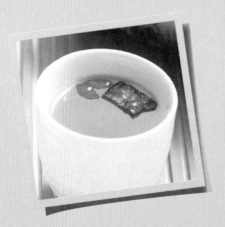

枸杞子杜仲茶 补肝肾，强体质

材　　料： 枸杞子10粒，杜仲8克。

冲泡方法： 将枸杞子、杜仲一起放入杯中，倒入沸水，盖盖子闷泡约10分钟后即可饮用。

温馨提示： 阴虚火旺者不宜饮用。